日系经典·超声诊断精讲系列

心脏超声精细讲解
——切面解剖、扫查方法与疾病解读

ATLAS OF CARDIAC ULTRASOUND

中文翻译版·原书第1版修订版

原著者　中村宪司
主　译　袁丽君　王作军
主　审　曹铁生

科学出版社
北　京

图字：01-2017-8473

内 容 简 介

"日系经典·超声诊断精讲系列"是一套由日本著名临床专家编写、以超声诊断实际需求为写作内容的丛书。丛书的编写，旨在抛开那些晦涩难懂的、理论性强的文字，不引用大量学术性强的文献，只注重实际临床应用，病例和图像的挑选也是谨慎而精致的。丛书在日本出版后，不仅为超声医师喜爱，也成为希望了解超声这项日臻成熟检查手段的临床医师的极具参考价值的读物。本分册以心脏超声为主，讲述了常规超声心动图检查切面，运用彩色多普勒对异常血流的位置、方向和范围进行评价，运用最基本的脉冲波多普勒法、高脉冲重复频率法、连续波多普勒法等对血流进行记录分析等，同时在对各种心脏疾病讲解的基础上，配合总结归纳的表格、流程图和示意图等，让读者充分了解有关疾病的超声相关知识，为指导读者的临床检查工作提供了非常必要的基础和常备知识。

本书是超声科、心内科、心外科医师的必备专业参考书。

SHINZOU CHOUONPA SHINDAN ATLAS SEIJIN HEN
© KENJI NAKAMURA 2008
Originally published in Japan in 2008 by VECTOR CORE Inc.
Chinese (Simplified Character only) translation rights arranged with VECTOR CORE Inc.
through TOHAN CORPORATION, TOKYO.

图书在版编目(CIP)数据

心脏超声精细讲解：切面解剖、扫查方法与疾病解读：原书第1版修订版 /（日）中村宪司著；袁丽君，王作军主译 . — 北京：科学出版社，2018.6
（日系经典．超声诊断精讲系列）
ISBN 978-7-03-057969-0

Ⅰ．①心… Ⅱ．①中… ②袁… ③王… Ⅲ．①心脏病－超声波诊断 Ⅳ．① R540.4

中国版本图书馆 CIP 数据核字 (2018) 第 131548 号

责任编辑：郭 威 / 责任校对：郭瑞芝
责任印制：肖 兴 / 封面设计：龙 岩

科学出版社 出版
北京东黄城根北街 16 号
邮政编码：100717
http://www.sciencep.com

三河市春园印刷有限公司 印刷
科学出版社发行 各地新华书店经销
*
2018 年 6 月第 一 版　开本：889×1194　1/16
2018 年 6 月第一次印刷　印张：12 3/4
字数：440 000
定价：99.00 元
（如有印装质量问题，我社负责调换）

原书修订版序

《心脏超声精细讲解》的第 1 版发行已将近 20 年，几年前我就已经收到了进行修订的邀请。第 1 版发行时，心功能一章主要以介绍收缩功能为主，随着对舒张功能评价需求的不断增加，肺静脉血流、左室流入道血流流速（彩色 M 型多普勒法）、冠状动脉血流、心血管内压力无创性估测、组织多普勒法、应变成像等新的心功能评价方法相继出现，还有动态三维超声心动图法、负荷超声心动图法等技术也取得了显著的进步。

根据超声心动图计算出来的心功能评价指标几乎都以数值进行表示，基于计算得出的数据对诊断非常重要，对评估被检查者起着很大作用。正确评价心脏功能，除了需掌握设备的设置及测量方法外，还要理解各个指标的含义，掌握循环生理学知识。检查时，应选取一个检查者和被检查者都舒适的体位，并在最短时间内正确进行图像记录和测量。

经与东京女子医科大学附属成人医学中心的所长前田淳先生，东京都保健医疗公司荏原医院（原都立荏原医院）循环内科主任仁礼隆先生多次商榷，在多次召集各医疗机构超声检查室的医师、检查技师等多方面人士开会对有关事项进行讨论的基础上，进行了这次修订版的整理。

另外，东京女子医科大学附属成人医学中心测量了不同年龄健康人的左室内径、心室间隔和左室游离壁厚度、左房内径、二尖瓣口血流速度、肺静脉血流、组织多普勒法二尖瓣环运动速度、左室流入道血流速度等。这些指标的测量是经前田所长同意，在东京女子医科大学附属成人医学中心的心脏超声检查技师的协助下完成的。

最后，向所有付出辛勤劳动的参与人员表示深深的谢意。

2008 年 9 月 24 日编者按

原书第 1 版序

心脏超声检查经历了 M 型和切面超声时代，20 世纪 80 年代出现了多普勒超声，使得除了评价心内结构异常及瓣膜、室壁运动外，无创检查心血管内血流及疾病状态下的血流动力学状态成为可能。特别是世界上首创的、由日本开发的彩色多普勒法，实现了血流可视化，这是一项巨大的技术进步。另外，对脉冲波多普勒（包括高脉冲重复频率多普勒）、连续波多普勒装置的改良，使得压力阶差及瓣膜面积估测精确度明显提高，这些贡献让人记忆犹新。

目前，应用心脏超声心动图法对疾病进行诊断时，首先采用切面超声对解剖学（形态学）特征进行确认，之后采用 M 型超声对其进行动态观察。然后，应用彩色多普勒法对异常血流的部位、方向和范围进行确认。最后，将所要观察部位的血流用基本脉冲波多普勒法、高脉冲重复频率法、连续波多普勒法等进行记录分析。对疾病的诊断能力多依赖于检查者对被检查疾病的理解程度和对使用装置的熟悉程度。图像记录不佳或信息不充足时会导致误诊。

本书是基于编者和同事们的研究成果及临床经验撰写的，介绍了编者所在超声检查室的检查程序、各种心脏疾病超声检查方法等有实用价值的内容。

特别要留意的是，由于门诊患者检查时间有限，本书重点介绍检查程序的确立及多普勒检查所获血流速度波形的定量评价。进行成人心脏检查时，对心房、心室、大血管部位及其关系等采用节段性分析是必需的，记录的异常血流速度波形有助于理解各疾病血流动力学状态。多普勒检查法既有优点，也有局限性，我们尽可能地采用自己记录的图像进行疾病阐述，着力于帮助读者理解本书内容。

本书中多普勒法的原理、流体力学基本理论等有关的知识相对简单实用，此方面详细的内容可参考书后推荐的参考书目。

本书中的超声检查手法等方面内容如能对大家有帮助，我们将感到很荣幸。

另外，在结语之前，我从心底向在循环病学基础方面给予指导的广泽弘七郎名誉教授，在超声检查法基础方面给予指导的涉谷实教授（东京女子医科大学成人疾病中心所长）、小松行雄先生（仙台循环病中心院长）、长井靖夫先生（磐城公立医院小儿科主任）和厚地良彦先生（天阳会中央医院院长——鹿儿岛）表示感谢。

最后，对东京女子医科大学、日本心脏高血压研究所（以下简称心研所）所长高尾笃良教授和里见元义讲师（循环小儿科）、心研所员工森一博先生（冈山大学医学部小儿科）、梅村纯先生（心研所导管室）给予的关爱、指导和鼓励表示深深的谢意，向超声检查室的技师们、心研所图像室的各位老师及出版社的同志表示感谢。

1988 年 10 月编者按

心脏超声主要缩略语表

AAo：升主动脉
AC：副腔（室）
ALC：前侧交联部
AML：二尖瓣前叶
An：瘤
Ao：主动脉
AoV（AV）：主动脉瓣
APM：前乳头肌
ARV：房化右室
ATL：三尖瓣前叶
AV：主动脉瓣
CS：冠状静脉窦
DAo：降主动脉
FL：假腔
FT：假腱索
HV：肝静脉
IAS：房间隔
IVC：下腔静脉
IVS：室间隔
LA：左房
LAA：左心耳
LAD：左前降支
LCA：左冠状动脉
LCC：左冠瓣
LCX：左旋支
LMT：左主干动脉
LPA：左肺动脉
LV：左室
LVOT：左室流出道
LVPW：左室后壁
MAIVF：二尖瓣－主动脉瓣纤维连接
MB：调节束
MPA：主肺动脉
MV：二尖瓣
NCC：无冠瓣

PA：肺动脉
Pan：假性动脉瘤（假性室壁瘤）
PE：心包积液
PMC：后内侧交联部
PML：二尖瓣后叶
PPM：后乳头肌
PTL：三尖瓣后叶
PV：肺静脉
PV：肺动脉瓣
RA：右房
RCA：右冠状动脉
RCC：右冠瓣
RV：右室
RVOT：右室流出道
STJ：主动脉窦管结合部
STL：三尖瓣隔瓣
SVC：上腔静脉
TV：三尖瓣

目　　录

预备知识　检查体位 …………………………………………………………… 1
　　一、右侧、右手方式 …………………………………………………………… 1
　　二、左侧、左手方式 …………………………………………………………… 2

第 1 章　心脏 M 型超声与切面图像 …………………………………………… 3
第一节　基本切面及图像记录注意事项 ……………………………………… 3
　　一、心脏超声切面图像记录 …………………………………………………… 3
　　二、心脏超声检查注意事项 …………………………………………………… 4
　　三、正常超声切面 ……………………………………………………………… 4
　　　　1．左室长轴切面（胸骨左缘） ………………………………………… 4
　　　　2．心室／大血管短轴切面（胸骨左缘） ……………………………… 5
　　　　3．四腔切面（心尖） …………………………………………………… 6
　　　　4．其他切面 ……………………………………………………………… 6
第二节　M 型超声心动图 ……………………………………………………… 9
　　一、M 型超声心动图记录 …………………………………………………… 9
　　二、M 型超声心动图和切面测量 …………………………………………… 10
　　　　1．M 型超声心动图测量 ……………………………………………… 10
　　　　2．切面超声测量 ………………………………………………………… 11
　　三、左房容积计算 ……………………………………………………………… 11
　　　　1．左房容积计算方法 …………………………………………………… 11
　　　　2．正常值 ………………………………………………………………… 12

第 2 章　超声多普勒及血流波形记录 ………………………………………… 14
第一节　多普勒法 ……………………………………………………………… 14
　　一、超声多普勒原理 …………………………………………………………… 14
　　二、超声多普勒种类及装置 …………………………………………………… 15
　　　　1．脉冲多普勒 …………………………………………………………… 15
　　　　2．连续波多普勒 ………………………………………………………… 15
　　　　3．高脉冲重复频率多普勒 ……………………………………………… 15
　　　　4．彩色多普勒 …………………………………………………………… 16
第二节　血流速度波形记录 …………………………………………………… 17
　　一、血流速度波形记录的注意事项 …………………………………………… 17
　　二、左室流入、流出血流记录 ………………………………………………… 19
　　三、肝静脉血流记录 …………………………………………………………… 20

　　　　四、肺静脉血流记录 ·· 21
　　第三节　血流速度波形的测量 ·· 23
　　　　1. 时间速度积分 ·· 23
　　　　2. 连续性方程 ·· 23
　　　　3. 伯努利定理与伯努利简化方程 ·· 24
　　第四节　根据反流速度计算心内压 ·· 26
　　第五节　彩色 M 型多普勒法 ·· 29
　　　　一、记录方法 ·· 29
　　　　二、分析方法 ·· 30
　　　　1. 波前速度法 ·· 30
　　　　2. Garcia 法（Cleveland 法） ·· 30
　　　　3. Takatsuji 法（北大法） ·· 30
　　第六节　组织多普勒法 ·· 33
　　　　1. 脉冲组织多普勒法 ·· 33
　　　　2. 彩色组织多普勒法 ·· 33
　　第七节　脉冲组织多普勒法评价二尖瓣环运动 ·· 33
　　　　一、瓣环运动速度波形 ·· 33
　　　　二、记录波形时的注意事项 ·· 33
　　　　三、评价时的注意事项 ·· 34
　　　　1. 正常值与年龄变化 ·· 34
　　　　2. 局部室壁运动异常与心脏肥大 ·· 35
　　　　3. 二尖瓣关闭不全 ·· 35
　　　　4. 瓣环部器质性变化 ·· 35
　　　　四、临床价值 ·· 35
　　第八节　彩色组织多普勒法（彩色 -TDI） ·· 37
　　第九节　应变和应变率 ·· 39

第 3 章　心脏功能评价 ·· 41

　　第一节　收缩功能评价 ·· 41
　　　　一、心脏功能 ·· 41
　　　　二、收缩功能 ·· 41
　　　　三、收缩功能评价方法 ·· 42
　　　　四、心室容量的计算方法 ·· 42
　　　　1. M 型超声测量法 ·· 43
　　　　2. 切面测量法 ·· 43
　　　　3. 多普勒测量法 ·· 44
　　　　五、峰值 dP/dt ·· 45
　　　　六、STI：收缩时间间期（左室收缩时间） ·· 45
　　　　七、Tei 指数（心肌功能指数） ·· 45
　　第二节　舒张功能评价 ·· 46
　　　　一、左室舒张末压和左房压 ·· 47
　　　　二、舒张功能评价 ·· 48

1．左室流入道血流速度波形分类 ……………………………………… 48
　　　2．正常与假性正常鉴别 …………………………………………………… 49
　　　3．心内压测定 ……………………………………………………………… 51
　　　4．负荷试验 ………………………………………………………………… 53
　三、如何进行舒张功能评价 …………………………………………………… 55

第4章　心内异物鉴别与伪像 …………………………………………… 58

第一节　心脏内外应该鉴别的正常与异常图像 ……………………………… 58
一、心腔内出现的异常回声的鉴别 …………………………………………… 58
　　1．心室内结构 ……………………………………………………………… 58
　　2．心房内结构 ……………………………………………………………… 58
　　3．心内置入物 ……………………………………………………………… 58
二、异常结构 …………………………………………………………………… 60
三、异常血流 …………………………………………………………………… 61

第二节　伪像 ……………………………………………………………………… 61
　　1．多重反射 ………………………………………………………………… 61
　　2．声影 ……………………………………………………………………… 61
　　3．镜像反射 ………………………………………………………………… 61
　　4．旁瓣 ……………………………………………………………………… 61
　　5．回声失落 ………………………………………………………………… 61

第5章　心脏各种疾病的超声表现 ……………………………………… 64

第一节　瓣膜疾病 ………………………………………………………………… 64
一、生理性瓣膜反流 …………………………………………………………… 64
二、反流评价 …………………………………………………………………… 64
　　1．半定量评价方法 ………………………………………………………… 64
　　2．定量评价方法 …………………………………………………………… 65
三、瓣膜狭窄疾病的评价 ……………………………………………………… 69
　　1．跨瓣压差 ………………………………………………………………… 69
　　2．瓣口面积 ………………………………………………………………… 69

【主动脉瓣狭窄】 ………………………………………………………………… 71
一、病因 ………………………………………………………………………… 71
二、主动脉瓣二叶瓣畸形 ……………………………………………………… 71
三、瓣膜狭窄的血流速度测定和评价 ………………………………………… 72
　　1．血流速度测定 …………………………………………………………… 72
　　2．左室流出道取样部位 …………………………………………………… 72
　　3．血流速度波形评价 ……………………………………………………… 72
四、狭窄严重程度评价 ………………………………………………………… 74
五、治疗方针 …………………………………………………………………… 76

【二尖瓣狭窄】 …………………………………………………………………… 76
一、器质性病变的评价 ………………………………………………………… 76
二、瓣口面积和跨瓣压差 ……………………………………………………… 78

　　　　1. 瓣口面积的计算 ··· 78
　　　　2. 跨瓣压差：平均跨瓣压差的计算 ·· 78
　　　　3. 狭窄程度评价 ··· 78
　　三、经皮二尖瓣扩张术适应证 ·· 79
　　四、治疗方针 ··· 80
　【三尖瓣狭窄】 ··· 80
　【主动脉瓣反流】 ··· 81
　　一、反流程度评价 ·· 81
　　二、治疗方针 ··· 83
　【二尖瓣反流】 ··· 84
　【二尖瓣脱垂】 ··· 86
　　一、严重程度评价 ·· 88
　　二、二尖瓣反流的治疗方针 ··· 89
　【三尖瓣反流】 ··· 89
　第二节　缺血性心脏疾病 ··· 91
　　一、心肌缺血 ··· 91
　　二、冠状动脉的评价 ··· 92
　　　　1. 冠状动脉的走行和灌注区域 ·· 92
　　　　2. 冠状动脉血流的记录 ·· 94
　　　　3. 评价方法 ··· 94
　　三、室壁运动的评价 ··· 96
　　　　1. 室壁运动异常的种类和定义 ·· 96
　　　　2. 室壁运动异常的范围 ·· 97
　　四、心脏负荷超声心肌缺血评价 ·· 97
　【心肌梗死】 ·· 99
　【Toko-tsubo 型心肌损害（心肌病）】 ·· 102
　第三节　心肌病 ··· 103
　【肥厚型心肌病】 ··· 103
　　一、分类和狭窄部位的诊断 ··· 103
　　　　1. 左室流出道狭窄（肥厚型梗阻性心肌病） ······························· 103
　　　　2. 心室中部狭窄（心室中部梗阻性心肌病） ······························· 105
　　　　3. 心尖肥厚型心肌病 ·· 109
　　　　4. S 形室间隔 ·· 109
　　　　5. 扩张性肥厚型心肌病 ··· 109
　　二、舒张功能的评价方法 ·· 110
　　三、非致密化心肌病 ··· 111
　【扩张型心肌病】 ··· 111
　　一、心脏同步化治疗：不同步性的评价 ··· 113
　　二、心室内不同步的评价方法 ·· 113
　　　　1. M 型超声法 ··· 113
　　　　2. 组织多普勒法 ··· 114

3．应变法 ··· 114
【继发性心肌病】 **114**
　　　1．心肌淀粉样变 ··· 114
　　　2．结节病 ··· 114
　　　3．Fabry 病（α 半乳糖苷酶 A 缺乏病） ·· 115
　　　4．酒精性心肌病 ··· 115
　　　5．致心律失常右室型心肌病 ·· 115
　　　6．限制型心肌病 ··· 115

第四节　高血压心脏病 ··· 116
　一、心肌肥厚的评价 ··· 117
　　　1．心肌重量的测定方法 ··· 117
　　　2．肥厚的评价方法 ··· 117
　二、高血压性心脏肥厚的左室形态分类法 ·· 118
　三、关于舒张功能的评价 ··· 118

第五节　感染性心内膜炎 ··· 119
　一、感染性心内膜炎病变 ··· 119
　二、图像记录和赘生物判定注意事项 ·· 120

第六节　先天性心脏病 ·· 124
　一、发病率 ··· 124
　二、节段分析法 ·· 125
　　　1．节段分析法的节段表示方法 ·· 125
　　　2．节段分析法的分析步骤 ··· 125
　三、分流部位及分流量的计算 ·· 127
　四、肺动脉压的评价 ··· 127
　五、房间隔的发育 ·· 129
【房间隔缺损】 **129**
　一、缺损类型和分流的判断 ··· 130
　二、缺损部位的判断 ··· 131
　三、分流量的评价 ·· 134
　四、合并二尖瓣脱垂 ··· 134
　五、房间隔膨出瘤和卵圆孔重新开放 ··· 135
【室间隔缺损】 **137**
关于缺损部位 ··· 137
　　　1．肺动脉瓣下型 ··· 137
　　　2．膜周部间隔缺损型 ··· 137
【心内膜垫缺损】 **140**
【动脉导管未闭】 **141**
动脉导管和分流血流的检出 ·· 141
【法洛四联症】 **142**
B-T 分流 ·· 144
【主动脉窦瘤及主动脉窦瘤破裂】 **144**

【冠状动脉瘘】 …………………………………………………………… 146
【Bland-White-Garland 综合征】 …………………………………… 148
【Ebstein 畸形】 ……………………………………………………… 149
【主动脉瓣下膜性狭窄】 ……………………………………………… 150
【三房心】 ……………………………………………………………… 150
【主动脉弓缩窄】 ……………………………………………………… 152
【矫正型大动脉转位】 ………………………………………………… 153

第七节 心包疾病 …………………………………………………………… 155
一、心包积液定量 ……………………………………………………… 155
二、心包压塞 …………………………………………………………… 156
【缩窄性心包炎】 ……………………………………………………… 158
超声所见 …………………………………………………………… 159
【心包缺如】 …………………………………………………………… 163

第八节 主动脉疾病 ………………………………………………………… 163
主动脉图像获取及测量 ……………………………………………… 163
【主动脉夹层】 ………………………………………………………… 165

第九节 心脏肿瘤 …………………………………………………………… 167
心脏肿瘤的种类和发生率 …………………………………………… 167
【黏液瘤】 ……………………………………………………………… 168
【乳头状纤维弹性瘤】 ………………………………………………… 170
【心外肿瘤】 …………………………………………………………… 171

第十节 术后评价 …………………………………………………………… 171
术后并发症及发病原因 ……………………………………………… 171
【瓣膜病的术后评价】 ………………………………………………… 172
一、人工瓣种类及特征性表现 ………………………………………… 174
　　1. 人工瓣的瓣叶活动 …………………………………………… 176
　　2. 机械瓣反流（生理性） ……………………………………… 177
　　3. 闪烁回声 ……………………………………………………… 177
　　4. 伪像与异物 …………………………………………………… 177
二、瓣膜反流评价 ……………………………………………………… 177
三、瓣膜狭窄诊断 ……………………………………………………… 179
四、瓣膜成形术后评价 ………………………………………………… 180
五、左室内狭窄评价 …………………………………………………… 181
六、缩窄性心包炎和心包血肿 ………………………………………… 183
七、假性室壁瘤和置换瓣性心内膜炎 ………………………………… 184
【冠状动脉旁路移植评价】 …………………………………………… 185
一、图像记录方法 ……………………………………………………… 185
　　1. 胸廓内动脉旁路移植 ………………………………………… 185
　　2. 胃网膜动脉旁路移植 ………………………………………… 185
二、评价方法 …………………………………………………………… 188
【带瓣主动脉移植评价】 ……………………………………………… 189

预备知识　检查体位

职业环境检查通常包含有视觉显示终端（visual display terminals，VDT）检查项目。简单地说，就是为了防止计算机操作（数据和文章等的录入、编辑，编程业务、监视业务等）引起的视觉系统及肌肉骨骼系统的损伤，对作业姿势、作业范围、坐位作业范围、照明等都会有详细指导。也就是说，国家已经制定了适应于计算机操作的职业环境的操作指南。

心脏超声检查中，心脏功能的分析项目不断增加。这些数据首先都必然要求检查者按规定的方法正确获取。不同于CT，后者只要在呼吸暂停时打开开关就可以自动采集到数据，而超声检查中探头位置、方向、与皮肤接触的方法都很微妙，并且与呼吸时相的配合等都是必要的，因此必须通过不断自我训练来提高技术水平。

检查者除必须具备基础的循环生理学知识以保护自己外，还必须考虑采用一种能够长时间、耐心地记录数据的检查姿势。

一、右侧、右手方式

在有心脏超声检查方法的教科书中，图像"记录方法"的开头，写有"检查者坐在被检查者的右侧，右手持探头，将探头置于被检查者的左侧胸壁"的字样。

按照这种方法，检查者弯曲着脊柱，无法确认右手中探头的位置，而且随着被检查者侧卧程度的增加，双方的不适感也同时增加。正确记录血流速度波形需要花费较多的时间，而且左手操作仪器也非常不便（图0-0-1）。

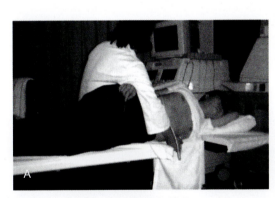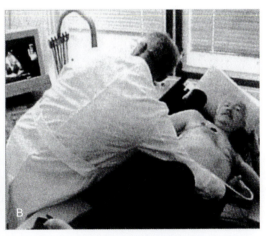

图0-0-1　"右侧、右手方式"检查
A.全侧卧位检查。检查者压在被检查者的身上，脊柱弯曲，双方都感到很不适。B.运动负荷（蹬车试验）时的特殊检查床。检查者左手不能调节仪器。如果从被检查者左侧进行检查，则会轻松很多

二、左侧、左手方式

采用坐在被检查者左侧、左手操作探头的"左侧、左手方式",则检查者的姿势很舒适,可以确认左手中探头的位置,右手也可以轻松地进行仪器的细微调整;而被检查者可以眺望自己的图像,轻松愉快地配合检查(图 0-0-2)。

笔者虽然患有慢性腰椎间盘突出症,但通过采用"左侧、左手方式",至今仍能顺利地进行心脏超声检查。不管被检查者的位置是低(位于担架上),还是高(位于ICU病床上),都可以尽量减少与患者的接触,轻松愉快地进行心脏超声检查。

超声检查室的医疗设施负责人一定要考虑一下"左侧、左手方式"的优越性。超声医学会问卷调查发现的不愉快事件(如受到被检查者的骚扰)可以大大减少,专心记录得到数据的正确性想必也一定会大大增加。

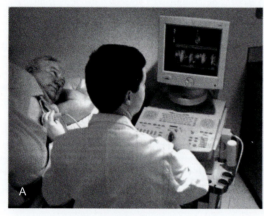
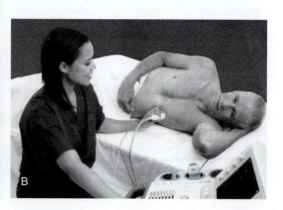

图 0-0-2 "左侧、左手方式"检查
检查者、被检查者都能以舒适的姿势进行检查
(照片由东芝 Medical Systems Co. 提供)

第 1 章

心脏 M 型超声与切面图像

第一节 基本切面及图像记录注意事项

一、心脏超声切面图像记录

切面法可以任意地获取心脏的切面图像。只要没有肋骨及肺组织的阻碍，探头的入射方向是无限制的。基本切面的获取来自以下4个部位：①胸骨左缘；②心尖部；③剑突下或肋弓下；④胸骨上窝。要掌握探头的位置及所获得的切面图像，不断地在思考解剖位置的同时，练习记录图像的方法是很重要的（表1-1-1）。

表 1-1-1 基本切面图像与记录时的注意事项

	记录要点	注意事项
[胸骨左缘]		
①左室长轴切面	探头置于胸骨左缘第3、4肋间 使室间隔与左室后壁呈水平位， 室间隔与主动脉前壁位于同一深度	瓣膜运动与器质性变化，左室、左房、主动脉的大小 心肌性状、有无心肌肥大 心膜的回声强度，有无心包积液
②主动脉根部短轴切面	左室长轴切面记录后，将探头顺时针旋转90°	主动脉瓣的运动、器质性变化 冠状动脉起始部的状态 右房、右室、肺动脉的大小
③左室短轴切面	从心脏基底部到心尖部逐渐移动的系列短轴切面	二尖瓣的运动、器质性变化 左室壁厚的评价 局部室壁运动的评价
④右室流入道切面	左室长轴切面记录后，将探头向内侧倾斜	三尖瓣反流程度的评价 右室压的估测
⑤右室流出道切面	主动脉瓣短轴切面记录后，将探头逆时针旋转，并向头侧倾斜	主肺动脉、肺动脉分支的观察
[心尖部]		
①四腔切面	将探头置于心尖冲动处附近	心房、心室的大小
②三腔切面	记录4个心腔显示到最大、房室瓣的附着部位清晰可辨的切面	房室瓣的鉴别
③两腔切面		局部室壁运动的评价
④五腔切面	将探头顺时针旋转，可以依次记录四腔→三腔→两腔切面	冠状动脉的评价 心脏流入量、流出量的计算
[剑突部]（图1-1-8）		
①下腔静脉-右房切面	患者必须仰卧位	下腔静脉内径及其呼吸性变化 肝静脉血流的评价
②四腔切面（横向）	当从前胸壁无法检查时，应尽可能地检查其他各种切面	房间隔缺损的确认 心外膜粘连的评价

二、心脏超声检查注意事项

心脏超声检查以下基本点很重要。

①体位：仰卧位或者半左侧卧位是基本的体位。如果由于肺的影响观察不清时，采用全左侧卧位。观察下腔静脉的呼吸性变动（推测右房压）时，则必须采用仰卧位。

②检查顺序：务必养成首先显示左室长轴切面的习惯。

③探头（频率）的选择：婴幼儿5.0MHz左右，成像困难者使用2.5MHz探头。

④存在超声反射强烈的物体（人工瓣、狭窄瓣、瓣缘钙化等）时，其伪像可能掩盖周围的异常，因此须注意变换切面进行记录。

三、正常超声切面

1. 左室长轴切面（胸骨左缘） 调节探头的位置与倾斜度，使主动脉瓣、二尖瓣的运动显示清晰并使左室长径最大。该切面容易观察主动脉、左房、左室的位置与连接关系，以及主动脉瓣，二尖瓣前叶、后叶的形态与开闭运动（图1-1-1）。

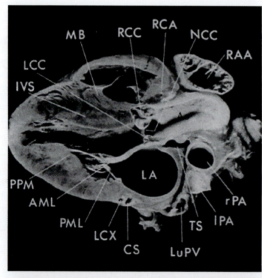

AML：二尖瓣前叶
Ao（AO）：主动脉
CS：冠状静脉窦
IVS：室间隔
LA：左房
LCC：左冠瓣
LCX：冠状动脉左旋支
lPA：左肺动脉
LuPV：左上肺静脉
LV：左室
MB：调节束
NCC：无冠瓣

PML：二尖瓣后叶
PPM：后乳头肌
RAA：右心耳
RCA：右冠状动脉
RCC：右冠瓣
rPA：右肺动脉
RV：右室
TS：横窦
D：舒张期
S：收缩期

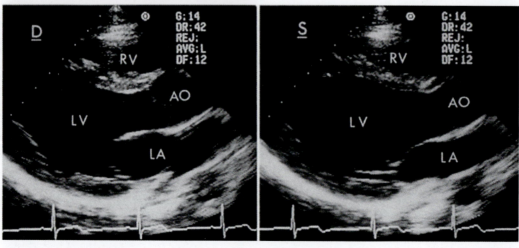

图1-1-1 左室长轴切面

往往很难在同一个切面记录主动脉瓣与二尖瓣。从主动脉瓣记录切面下移一个肋间，可以得到二尖瓣切面的良好图像

将探头在左室长轴切面的位置向内/外倾斜，可以分别观察二尖瓣后交联/前交联。在此切面所观察到的室间隔是其上部2/3，观察不到心尖部

正如后面将要叙述的短轴切面一样，为了明确主动脉瓣、二尖瓣疾病的病变部位，单靠横切瓣膜中心部的基本切面是不够的，还需将探头稍微向内倾斜获得二尖瓣后交联部的切面，将探头稍微向外倾斜获得二尖瓣前交联部的切面。这些切面在二尖瓣狭窄、二尖瓣脱垂、腱索断裂的部位诊断时是十分必要的。评价室间隔，则必须从心尖部获得左室四腔、三腔及二腔切面图像。

2. 心室/大血管短轴切面（胸骨左缘）　在与左室长轴垂直的方向上，将左室按不同的水平切割可以显示从下向上看的左室短轴切面图像（切面的右侧是心脏的左侧，切面的左侧是心脏的右侧）（图1-1-2、图1-1-3）。

二尖瓣水平短轴切面，可以观察二尖瓣的前瓣、后瓣；舒张期时瓣口呈鱼嘴状。还可以观察到二尖瓣前、后瓣的交联部（后交联部、前交联部），室间隔，左室前壁、侧壁及后壁。左室在收缩期及舒张期均呈圆形。此外，右室位于右前方，右室内可见粗大的肌小梁，室间隔右室面较左室面粗糙。

将探头稍微转向心尖部，可以见到前乳头肌（左室的3～4点方向）及后乳头肌（左室的7～8点方向）的圆形切面。二尖瓣与乳头肌之间有腱索存在，腱索断裂时可在其间观察到异常运动的腱索。将探头下移一个肋间或者从心尖部则可记录到明确的心尖短轴切面。

此外，将探头从二尖瓣水平向上倾斜，可以得到左室流出道及主动脉瓣水平短轴切面（图1-1-2）。在主动脉瓣水平的短轴切面，主动脉呈圆形，可见3个主动脉瓣瓣叶，舒张期呈Y字形，收缩期为倒三角形。左冠瓣及左冠状动脉主干的观察也在这个切面进行。主动脉的周围可以观察到右室流出道、房间隔、右房及三尖瓣前叶。探头稍微向上倾斜，可以见到左房左侧的左心耳和肺动脉瓣及继续向后方延伸的肺动脉。

对于心室及大血管的短轴切面图，仅仅记录各个水平的固定切面是不够的，还必须通过倾斜探头的方式连续显示从心尖部、乳头肌水平，到大动脉瓣水平的各个切面，以进一步明确各结构的立体位置关系、连续性及运动等。此外，还必须通过将探头向主动脉瓣水平的上方摆动（或者上移一个肋间后记录），通过连续切面（B模式扫

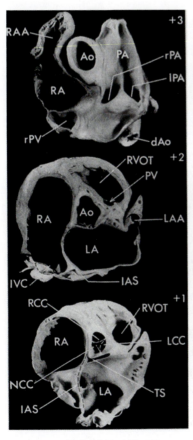

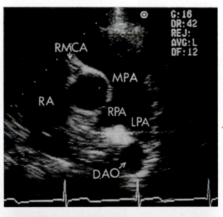

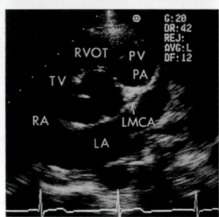

Ao：主动脉
dAo（DAO）：降主动脉
IAS：房间隔
IVC：下腔静脉
LAA：左心耳
LA：左房
LCC：左冠瓣
LMCA：左冠状动脉主干部
lPA（LPA）：左肺动脉
MPA：主肺动脉
NCC：无冠瓣
PA：肺动脉
PV：肺动脉瓣
RAA：右心耳
RA：右房
RCC：右冠瓣
RMCA：右冠状动脉主干部
rPA（RPA）：右肺动脉
rPV：右肺静脉
RVOT：右室流出道
TS：横窦
TV：三尖瓣

图 1-1-2　主动脉瓣短轴切面
　　从胸骨左缘记录左室长轴切面之后，将探头顺时针旋转90°可以观察到通常包括3个瓣叶的主动脉瓣的开闭运动，还可以观察到左房、右房、三尖瓣、右室流出道、肺动脉瓣及肺动脉
　　将探头稍微倾斜，可以记录左右冠状动脉的起始部。将探头向头侧倾斜，可以观察分叉的肺动脉

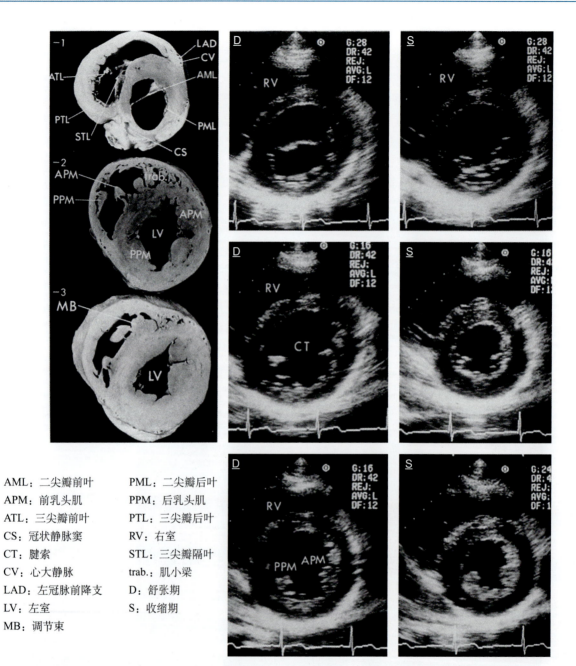

AML：二尖瓣前叶　　PML：二尖瓣后叶
APM：前乳头肌　　　PPM：后乳头肌
ATL：三尖瓣前叶　　PTL：三尖瓣后叶
CS：冠状静脉窦　　　RV：右室
CT：腱索　　　　　　STL：三尖瓣隔叶
CV：心大静脉　　　　trab.：肌小梁
LAD：左冠脉前降支　D：舒张期
LV：左室　　　　　　S：收缩期
MB：调节束

图 1-1-3　**左室短轴切面**

　　从胸骨左缘记录左室长轴切面之后，将探头顺时针旋转 90°，从主动脉瓣水平开始，依次记录二尖瓣水平、腱索水平、乳头肌水平的短轴切面

查）判断 2 个大血管（主动脉与肺动脉）的走行关系。

3. 四腔切面（心尖）　在触及心尖冲动的位置处稍内侧放置探头，使声束的中心线与室间隔平行，或者沿着左室长轴指向主动脉基底部的方法，记录从心尖往心底上方看的心脏切面，即为四腔切面。

　　在此切面，通过调整探头使室间隔尽量位于切面中心且与声束平行，2 个房室瓣（三尖瓣与二尖瓣）的附着部位可以明确观察的切面作为基本切面（图 1-1-4A）。从心尖部或者肋弓下扫查，可以较清楚地观察两心室流入道、两心房及房间隔，并看到三尖瓣附着点位于二尖瓣下方（更接近心尖方向）。

　　接着通过将探头顺时针旋转，可以从四腔切面开始依次记录三腔切面（左室、左房、主动脉）（图 1-1-4B）及两腔切面（左室、左房）（图 1-1-4C）。

　　这些切面用以室壁运动的评价、冠状动脉的评价、左室流入 / 流出血流的记录等，是非常重要的切面。

4. 其他切面　除了以上基本的主要切面之外，还可以得到胸骨左缘右室流出道长轴切面（图 1-1-5）及右室

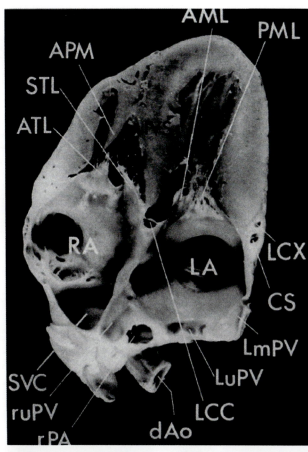

AML：二尖瓣前叶
AO：主动脉
APM：前乳头肌
ATL：三尖瓣前叶
CS：冠状静脉窦
dAo（DAO）：降主动脉
IVS：室间隔
LA：左房
LCC：左冠瓣
LCX：左冠状动脉回旋支
LmPV：左肺中静脉
LuPV：左肺上静脉
LV：左室
PML：二尖瓣后叶
RA：右房
rPA（RPA）：右肺动脉
ruPV：右上肺静脉
RV：右室
STL：三尖瓣隔叶
SVC：上腔静脉
LAO：左前斜位
RAO：右前斜位

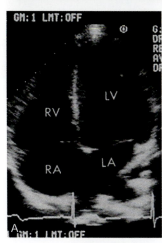 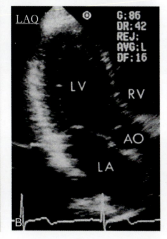 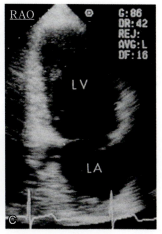

图 1-1-4　心尖部切面

　　胸骨左缘法图像不佳的患者，从心尖部记录则较容易。在心尖冲动触知处的稍内侧放置探头，记录从心尖向上看的心脏切面。通过这些切面也可以看到冠状动脉

　　A. 四腔切面：调整切面使 4 个心腔达最大，确认各心腔的大小、三尖瓣与二尖瓣附着部位。须注意房间隔可能有"假性回声失落"

　　B. 三腔切面：是观察左室流入、流出血流，记录血流波形的重要切面

　　C. 二腔切面：是左房容量计算、流入血流量计算时的必要切面

　　五腔切面：记录四腔切面后，探头向头侧倾斜，可以得到左室与主动脉相连续的切面图像

流入道长轴切面（图 1-1-6），剑突下右室流出道长轴切面与下腔静脉 - 右房流入道切面，胸骨上窝主动脉弓切面（图 1-1-7）。从剑突下得到的下腔静脉 - 右房流入道切面（图 1-1-8），除了可以诊断三尖瓣关闭不全，也是"节段法"心房位确定的非常重要的切面，也应该归入基本切面之中。

LA：左房
LMCA：左冠状动脉主干
LV：左室
PA：肺动脉
PV：肺动脉瓣
RVOT：右室流出道

D：舒张期
S：收缩期

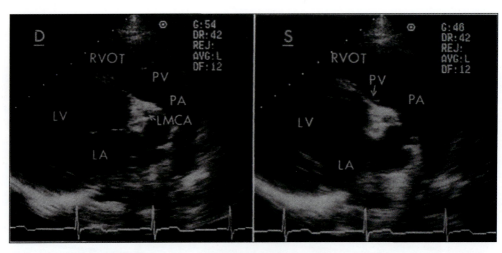

图 1-1-5　右室流出道切面
主动脉短轴切面记录后，将探头稍微逆时针旋转，并向头侧倾斜即可得到

ATL：三尖瓣前叶
PTL：三尖瓣后叶
RA：右房
RV：右室

D：舒张期
S：收缩期

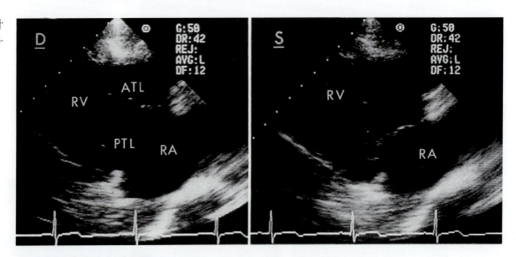

图 1-1-6　右室流入道切面
左室长轴切面记录之后，将探头向内侧倾斜后即可得到

A.AO：升主动脉
AO：主动脉
ARCH：主动脉弓
D.AO：降主动脉
LA：左房
LPV：左肺静脉
MPA：主肺动脉
RPA：右肺动脉
RPV：右肺静脉

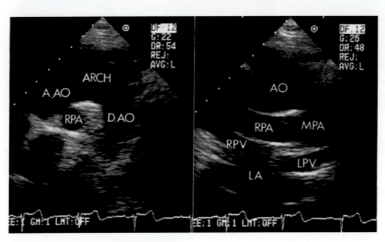

图 1-1-7　从胸骨上窝得到的切面
可用于观察主动脉弓与降主动脉

HV：肝静脉
IVC：下腔静脉
LA：左房
LV：左室
RA：右房
RV：右室

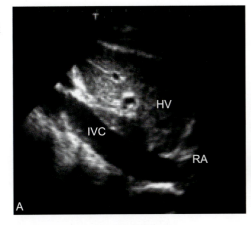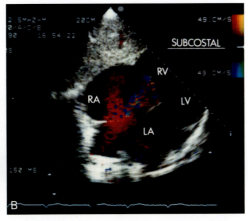

图 1-1-8 从剑突下得到的切面

A. 该切面用于评价下腔静脉以推算右房压，必须在仰卧位记录。测量下腔静脉内径时，在右房流入部下方 2～3cm 处进行

B. 记录垂直显示房间隔的四腔切面。可用于房间隔缺损的再确认，并确认有无右室壁的心外膜粘连

第二节　M 型超声心动图

一、M 型超声心动图记录

记录左心系统的 M 型声像图像时，需利用切面心脏声像图。从胸骨左缘记录到左室长轴切面后，在短轴切面确认声束与主动脉、室间隔、左室后壁垂直后进行 M 型声像图记录（图 1-2-1）。记录肺动脉瓣时，将探头置于胸骨左缘第 2～3 肋，通过右室流出道长轴图像确认肺动脉瓣之后进行；记录三尖瓣时，通过四腔切面确认后进行。

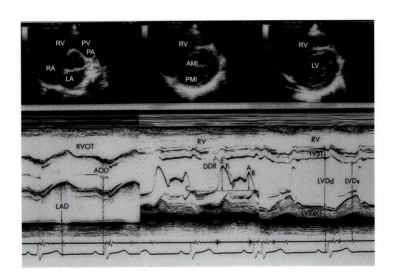

图 1-2-1 切面图与 M 型心脏声像图

将声束通过左室长轴切面可以记录主动脉 - 左房、二尖瓣、心室壁的 M 型图像。记录房室壁声像图时，为确认心内膜回声，还应该同时应用短轴切面图像

二、M 型超声心动图和切面测量

1. **M型超声心动图测量** 正确记录经过主动脉、左房、二尖瓣、左室的M型声像图，可进行内径、室壁厚度及室壁运动的测量（图1-2-2～图1-2-4），此外，也可进行右室流出道、三尖瓣、肺动脉瓣的测量。

表1-2-1显示了各个项目成人的正常值，但必须谨慎进行判定。根据左室舒张末期内径、收缩末期内径可以计算左室容量及收缩功能等参数，但这些参数的计算基于一些假设条件，当左心腔变形（肥厚型心肌病），局部室壁运动异常（缺血性心脏疾病）时，根据这些公式计算心脏功能参数就必须谨慎。

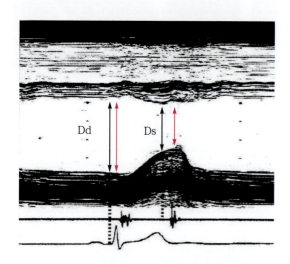

图1-2-2 左室收缩末期、舒张末期内径测量

对于舒张末期的界定，有些人认为采用QRS波的起始点，也有些人认为采用R波的顶点。对于收缩末期也有两种意见，即室间隔到达最下方的时刻（美国超声心动图学会推荐），或者后壁到达最上方的时刻（与第二心音基本一致）。R波的顶点（舒张末期）和后壁的最上方到达点（收缩末期）比较容易掌握（红线）

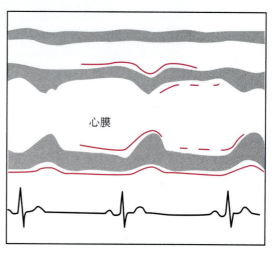

图1-2-3 心内膜回声的确认

识别心内膜时，在室间隔的右室侧，应注意调节束。与心内膜面平行运动的回声、不连续的回声是肉柱/肌束的回声。左室后壁收缩期接近心内膜面的回声是肉柱或者腱索的回声

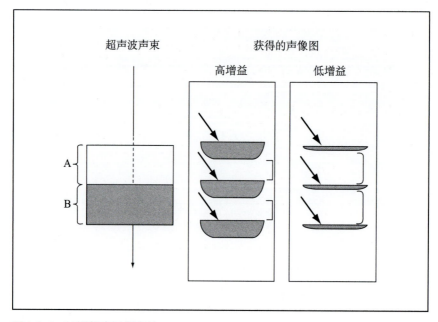

图1-2-4 M型超声测量方法

M型超声测量，采用"边缘至边缘"法。切面超声测量，采用"心内膜表面"法

表 1-2-1　各年龄段心脏 M 型声像图正常值

观察指标	40～49岁	50～59岁	60～69岁	70～79岁
左室舒张末期内径（cm）	4.9±0.4	4.8±0.4	4.8±0.3	4.7±0.4
左室收缩末期内径（cm）	3.1±0.3	3.1±0.3	3.0±0.4	2.9±0.3
室间隔厚度（cm）	0.8±0.1	0.9±0.1	0.9±0.1	1.0±0.1
左室后壁厚度（cm）	0.9±0.1	0.9±0.1	1.0±0.1	1.0±0.1

2. 切面超声测量　对瓣环直径、瓣口开放幅度、瓣口面积（二尖瓣狭窄的二尖瓣瓣口面积）等的测量采用切面声像图（图1-2-5，表1-2-2、表1-2-3）。此外，根据左室长轴切面计算左室容量时，有时难于将整个左室内腔记录在一个切面中，必须注意学习如何使心内膜回声显示清晰。

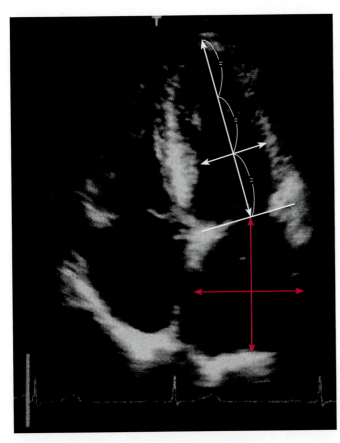

图 1-2-5　根据四腔切面对心室、心房的测量
在心尖四腔切面左室 1/3 处进行左室短径测量

表 1-2-2　四腔切面各部位测量值

测量部位	测值（cm）
左室长轴（舒张期）	6.9～10.3
左室短轴（舒张期）	3.7～5.7
左室短轴缩短率（FS，%）	27～50
右室长轴	6.5～9.5
右室短轴	2.2～4.4

三、左房容积计算

根据左房前后径进行左房大小评价，是在假设左房以同等比例向任何方向扩大的基础上进行的。但是，左房前后方向的扩大受到胸骨与脊柱间胸腔大小的限制，因此很容易向上下方向及内外方向扩大。此外，由于左房壁较薄，一般不会均匀扩大，因此，很早就有学者提倡进行左房容积的计算。

已有报道，正确计测左房容积，对于心房纤颤的预测和心脏疾病预后的预测很有帮助。此外，也有学者发现其可作为左室舒张功能障碍评价的指标。将糖尿病患者血糖、糖化血红蛋白（HbA1c）与舒张功能超声评价指标进行对比后发现，血流的多普勒指标是反映舒张功能障碍的即刻指标，而左房容积与HbA1c一样，可作为病情监测的长期指标。与血流指标不同的是，左房容积随年龄增长无明显变化，这一点使其可能成为更可靠的指标。

1. *左房容积计算方法*　一般采用收缩末期切面图像进行左房容积计算。包括椭圆法、双平面面积-长度法及双平面辛普森（Simpson）改良法，后两种方法使用较广泛。

①椭圆法（图1-2-6）：假定左房是椭球体，利用胸骨旁左室长轴切面的左房内径（LAD）与四腔切面的左房长径（L）、横径（T）进行计算。

$$LAV = (\pi/6) \times L \times LAD \times T$$

②双平面面积-长度法（图1-2-7）：利用心尖四腔切面的左房面积 [Area（4ch）]、心尖部两腔切面的左房面积 [Area（2ch）] 及两切面中较短的左房长径（L）进行计算。

$$LAV = (8\pi/3L) \times Area（4ch） \times Area（2ch）$$

③双平面辛普森改良法（图1-2-8）：与左室容积计算一样，采用双平面辛普森改良法计算左房容积。Mayo医疗中心与美国超声心动图学会推荐双平面面积-长度法，而Feigenbaum与欧洲心脏病学会推荐双平面辛普森改良法。

2. 正常值　左房容积除以体表面积，可以得到左房容积系数 [LA index，（ml/m^2）]。健康人其正常值不随年龄变化。心尖四腔纵径也变化很少，随年龄增长稍有增大倾向。正常值范围为 (22 ± 6) ml/m^2，轻度增大为 29～33ml/m^2，中度增大为34～39ml/m^2，重度增大为大于40ml/m^2（表1-2-3）。

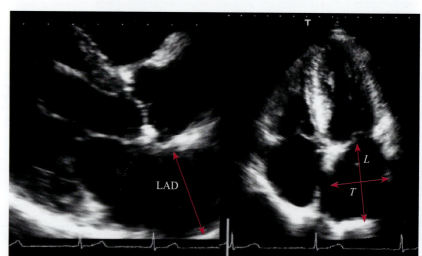

图1-2-6　椭圆法（扁长椭圆法）

测定左室长轴切面（胸骨左缘）的左房内径（LAD），心尖四腔切面的长径（L）、横径（T）之后进行容积计算。利用该方法计算出来的容积同真正的左房容积相比虽然稍微偏小，但由于不需追踪描记（trace），比较简单方便。

LAV ＝ $(\pi/6) \times L \times LAD \times T$

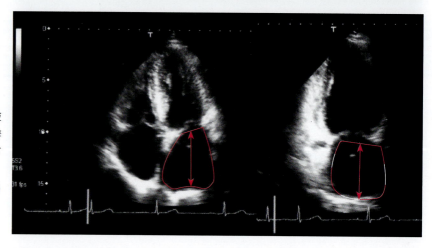

图1-2-7　双平面面积-长度法

追踪描记（trace）收缩末期心尖四腔切面与心尖两腔切面左房面积（Area）（瓣环用直线连接）；从瓣环线起始测得上下径（L）代入算式（选其中较短的L）。

LAV ＝ $(8\pi/3L) \times$ Area（4ch） $\times$ Area（2ch）

第 1 章　心脏 M 型超声与切面图像

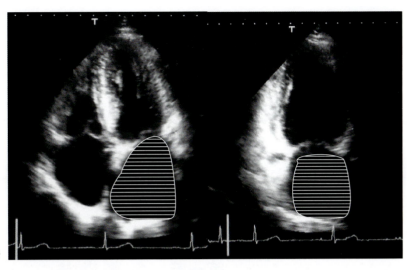

图 1-2-8　双平面辛普森改良法

表 1-2-3　根据切面图像计算得到的左房内径与左房容积随年龄的变化

观察指标	40～49岁	50～59岁	60～69岁	70～79岁
心尖四腔横径（cm）	3.6±0.4	3.5±0.4	3.6±0.5	3.6±0.5
心尖四腔长径（cm）	4.8±0.7	4.9±0.6	4.9±0.7	5.0±0.7
胸骨旁长径（cm）	3.2±0.5	3.3±0.5	3.4±0.6	3.4±0.6
左房容积指数（ml/m^2）	21.9±6.2	22.0±6.5	22.8±7.0	23.3±6.8

注：左房容积根据辛普森改良法算出。

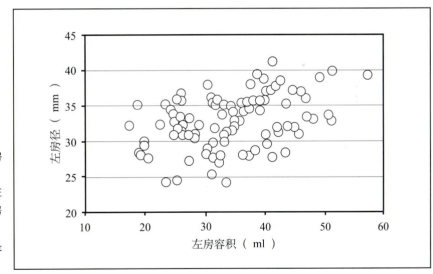

图 1-2-9　左室长轴切面测得的左房径与左房容积的关系

左房径（胸骨旁内径）的范围在 25～42mm 时，计算出的相应的左房容积范围较宽，达 20～60ml。因此，根据左房径（胸骨旁内径）判断左房是否扩大有局限性

第 2 章

超声多普勒及血流波形记录

第一节 多普勒法

一、超声多普勒原理

多普勒效应是德国物理学家多普勒发现的现象，即当火车的汽笛声、救护车的警报声向我们接近时，其声波被压缩，听起来音频较高；而当其远离我们时，其声波被拉长，听起来音频较低的现象（图2-1-1）。

根据多普勒效应进行血流速度测量：朝向血流（主要成分为红细胞）发射频率为 fo 的超声波，其反射回来的超声波因受到多普勒效应影响而产生频率偏移，即 $fd = 2V \cdot fo \cdot \cos\theta/C$，据此即可求得血流的速度与方向（图2-1-2）。通过频率分析装置［目前基本上都是采用快速傅立叶变换（fast Fourier transformation，FFT）］，可以实时显示所计算出的血流速度与方向。基线上方为朝向（toward）、下方为远离（away），以此表示血流的方向，而离基线越远则表示频率越高，意味着血流速度越快。

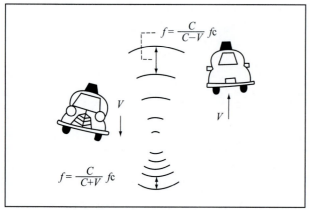

图2-1-1 多普勒效应

假设发声体（救护车的警笛）以速度 V 移动，则与发声体接近的一侧由于移动速度的影响，声波被压缩，音调变高，而远离的一侧声波拉长，听起来音调较低

fc：警笛的频率；C：声速；V：车速

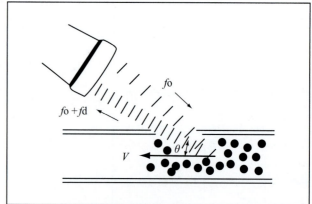

图2-1-2 超声多普勒血流检测原理

从红细胞反射回来的超声波，其被接收到的频率为发射频率（fo）与多普勒效应引起的偏移频率（fd）之和，即 $fo + fd$

C：生物体内声音的传播速度；fo：超声波频率；fd：多普勒频率；θ：血流与超声波束的夹角

二、超声多普勒种类及装置

超声多普勒技术包括脉冲多普勒、高脉冲重复频率多普勒及连续波多普勒（图2-1-3）。由于各种方法的测定原理不同，相应地测定上的特性也不同，因此应根据检查目的的需要，合理选择适当的方法。

1. 脉冲多普勒　与通常的心脏B型超声一样，由探头发射短促的脉冲样超声波，并在下一次发射之前接收反射信号（图2-1-3A）。通过只接收一定时间延迟的反射波（time gate），可以选择性地分析任意深度（sample volume）的血流。不过，可检测的最大流速与最大检测深度有限，在测定较深处的高速血流时，会出现"折返现象"（aliasing）。

正常人的心腔内血流速度大致在脉冲多普勒可以检测出的最大流速的范围之内。以下方法可以增大最大流速。
① 零点偏移法。
② 连续波多普勒。
③ 将脉冲发射频率增大的高脉冲重复频率多普勒。

2. 连续波多普勒　超声波的发射与接收由两个相邻的换能器分别进行，其中一个连续地发射，另一个连续地接收。这种方式对于检测深度与检测频率是没有限制的（图2-1-3B）。可用于检测关闭不全的瓣膜反流，狭窄瓣口的喷出血流，分流性疾病的分流血流等高速血流。但是该技术不能确认记录的部位，也无法区分多个血流。此外，由于声束上所有血流的速度都一并显示，很难进行涡流与层流的区分。

3. 高脉冲重复频率多普勒　该技术具有脉冲多普勒的距离分辨能力，因为脉冲重复频率提高到2～4倍，可以测定的多普勒最大偏移频率相应扩大到2～4倍，是扩大可测定的最大流速范围的一种方法（图2-1-3C）。除了目标采样位置，切面的可视领域内还出现了其他几个采样点，因此有可能在判断血流位置时出现困难，不过在实际临床应用中几乎没有带来问题。由于采样部位受到限制，与连续波多普勒相比，血流噪声显著减少（图2-1-5C）。

该法可用于肥厚型心肌病左室内血流分布、人工瓣反流的检出、瓣旁性与瓣内性反流的鉴别、高速血流的发生部位的确定等，应用范围不断扩大。

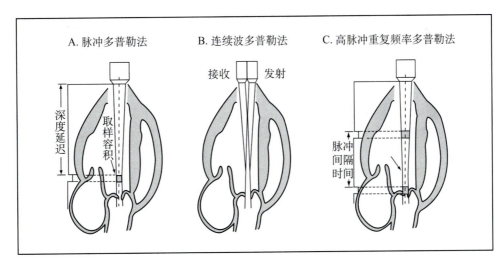

图2-1-3　多普勒技术的种类

A. 脉冲多普勒。在超声束上设置时间门，选择性地分析特定深度血流的反射波

B. 连续波多普勒。超声波的发射与接收由相邻的2个换能器分别完成。其检测距离及频移范围均无限制

C. 高脉冲重复频率多普勒。既具有脉冲多普勒的距离分辨能力，又因为脉冲重复频率提高到2～4倍，测定可能的多普勒最大偏移频率提高到2～4倍。与此同时，切面显示范围内呈现出多个采样点

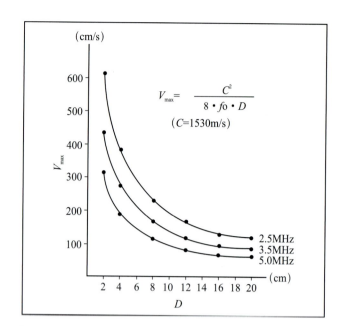

图2-1-4 最大检出速度与检测深度的关系

脉冲多普勒可以测定的最大血流速度（V_{max}）：
$V_{max} = (C \times fr)/(4 \times fo \times \cos\theta)$
最大深度：$D = C/(2 \times fr)$
$D \cdot V_{max} = C \cdot C/(8 \times fo \times \cos\theta)$
若超声波频率 fo 减小，$D \cdot V_{max}$ 则相应增大

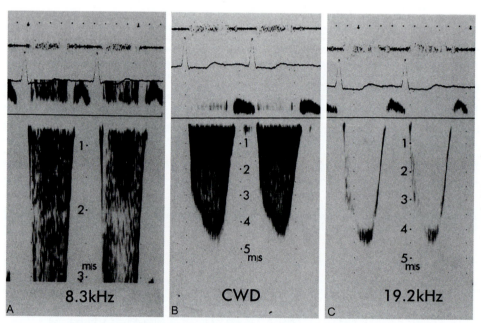

图2-1-5 脉冲重复频率的变化引起的反流信号（三尖瓣反流）的变化

  A. 脉冲多普勒，可见到折返伪像
  B. 连续波多普勒，高速血流与低速血流被同时记录
  C. 高脉冲重复频率多普勒（19.2kHz），在瓣口反流显示血流汇聚处记录到高速层流

  4. 彩色多普勒 本技术利用心内结构与心腔内血流之间显著的速度差将二者分离，分析高速部位的多普勒频率偏移，并用彩色表示在切面图上。可以实时地观察心内结构与血流的二维分布。

  在心脏超声切面的全部区域设置采样容积，利用脉冲多普勒技术计算出各个采样容积的平均流速、方向，以及分散度（方差），然后将这些信息编码为彩色，叠加显示在切面图之上（图2-1-6）。

  利用本技术可以显示心腔内血流在二维空间内的方向与分布范围，也可以很容易地判断心腔内血流与心内结构之间的关系。可以正确地进行反流及分流血流的诊断，并且利用M型彩色多普勒法（参见第29页），已经可以很容易地进行血流信号的时相分析。

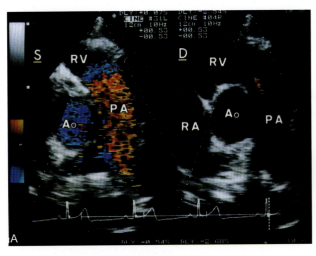
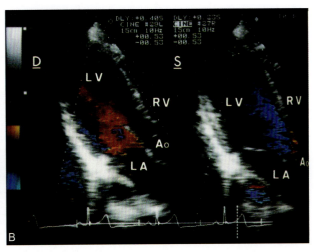

图 2-1-6 彩色多普勒血流显示
迎向探头的血流用红色表示，背离探头的血流用蓝色表示。
A. 主动脉短轴切面的右室流出道血流。
B. 心尖部左室长轴切面的左室流入、流出血流

第二节 血流速度波形记录

一、血流速度波形记录的注意事项

多普勒效应是德国物理学家多普勒所发现的现象，即当火车的汽笛声或者救护车的警报声逐渐接近时，其声波被压缩，听起来音频较高，而当其远离时，声波被拉长，听起来音频较低的现象。

利用这种多普勒效应测量血流速度：朝向血流（主要是红细胞）发射频率 fo 的超声波，通过分析反射回来的超声波所受到的频率偏位，即多普勒效应所导致的频率偏移 $fd = 2V \cdot fo \cdot \cos\theta / C$，即可以求得血流的速度

表 2-2-1 血流速度波形记录时的基本事项

多普勒入射角	利用彩色多普勒确认血流的方向，使声束方向尽量与之平行。入射角控制在 20°以内，误差很小
取样容积的大小	使用 2～3mm
滤波的设定	根据所观察的多普勒信号的流速成分进行选择 ①低滤波（50～100Hz） 　低速血流的测定 　　上、下腔静脉，冠状静脉，肝静脉，肺静脉血流 　　腹主动脉舒张期血流 ②中等滤波（200～300Hz） 　左室（右室）流入血流，主动脉（肺动脉）射出血流 　肺静脉血流（清除噪声） ③高滤波（400Hz 以上） 　高速血流的测定 　　瓣膜反流、瓣狭窄等的高速血流、分流血流
增益的设定	将增益设置在刚好不出现噪声的最高值 在彩色多普勒检查中，将切面图像的增益稍微降低，容易看清多普勒信号
流速范围的设定	在观测低速血流时使用，如肺静脉血流、冠状动脉血流

与方向。所算出的血流的速度与方向，通过频率分析装置［现在基本上都是采用快速傅立叶变换（fast Fourier transformation，FFT）］能够实时显示出来。基线上方作为"朝向"，基线下方作为"远离"，表示血流方向；离基线的距离表示速度，离基线越远，表示频率越高，血流速度越快。

表 2-2-2 血流记录取样部位的确认

左室流入血流	二尖瓣尖前方 二尖瓣尖下 二尖瓣环部 二尖瓣前尖-左室流出道	舒张功能评价 A波：持续时间 时间速度积分计算 等容舒张时间的记录
左室流出血流	主动脉瓣环下中央部	时间速度积分计算
右室流出血流	肺动脉瓣环下中央部	
肺动脉血流	肺动脉开口部：1～2cm	
肝静脉血流	下腔静脉回流处上方1cm	
肺静脉血流	距左上肺静脉开口部1～2cm处的肺静脉内	
其他的加速血流	利用彩色多普勒确定加速血流的起始部与方向	

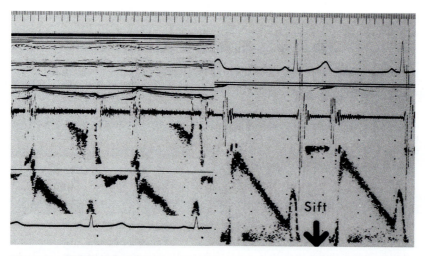

图 2-2-1 折返与基线移动
脉冲多普勒技术能够记录的最大速度及深度受限。主要解决办法是通过移动基线
Sift：（基线）移动

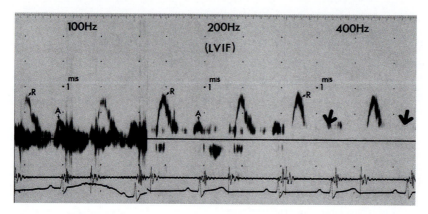

图 2-2-2 滤波的调整
必须根据所要记录的血流速度调整滤波频率。如果在低速血流时采用低频滤波，在高速血流时采用高频滤波，则有可能低估最大血流速度，或者使血流速度波形的起始部显示不清

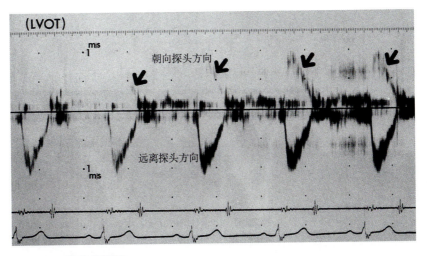

图 2-2-3　增益的调整

增益设定时，必须根据目标血流的部位与速度进行精细的调整。增益过大时，会使背景噪声增大及出现反向镜像。而过小时，则得不到理想的波形

二、左室流入、流出血流记录

在记录左室流入血流时，采用心尖长轴或者四腔切面，尽量使多普勒信号与血流平行。取样位置一般是二尖瓣瓣尖处（舒张期时的瓣尖处）。在测量 A 波的持续时间时，将取样容积稍微向左房侧移动，在计算时间速度积分时则在二尖瓣环连线上放置取样容积，记录血流速度波形（图 2-2-4）。

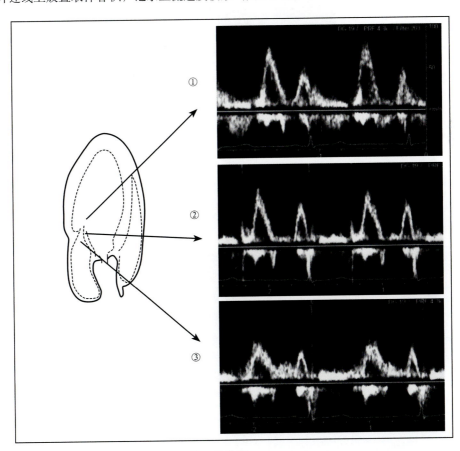

图 2-2-4　左室流入血流速度波形的记录位置

分别在瓣尖部（①）、瓣正下方（②）、瓣环部中央（③）记录流入血流的速度波形。在①的位置通过血流进行舒张功能评价，在②的位置测量 A 波的持续时间，在③的位置记录得到的血流速度波形用以计算时间速度积分（TVI）

此外，在测量等容舒张时间（IRT）时，将取样位置从瓣尖处稍微移向左室流出道内，取样容积的长度也稍微增大到3～5mm（图2-2-5）。左室流出血流速度波形与二尖瓣血流速度波形同时记录，通过测量前者的终点到后者的起始点之间的时间，则可以不用心电图即可简便地求出IRT。

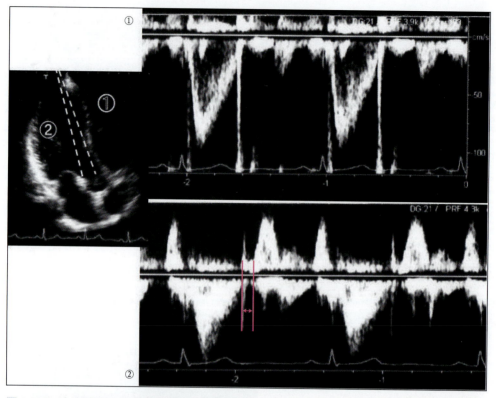

图2-2-5　左室流出血流速度波形的记录位置

将取样框置于主动脉瓣环下中央部记录流出血流。而通过将取样框置于流出道内偏向二尖瓣前叶的位置，则可以同时记录主动脉瓣关闭与二尖瓣开放时的血流（图中测量的为等容舒张时间）

三、肝静脉血流记录

仰卧位、平静呼气停止后，在下腔静脉汇入右房上方1cm处放置取样框进行记录。收缩期的反向波是三尖瓣反流的重要指标，心房收缩波（A波）的呼吸性波动也是重要的（图2-2-6）。

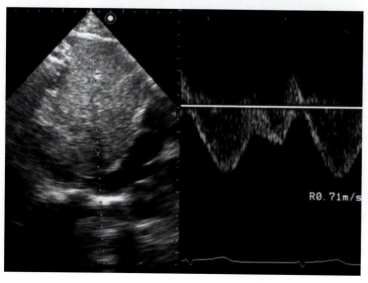

图2-2-6　肝静脉血流记录

在距下腔静脉回流部1cm上方的肝静脉内放置取样框，在暂停呼吸后记录

四、肺静脉血流记录

肺静脉血流因为距离探头很远，以前一直被认为难以记录到血流速度波形。随着装置的改良与技术的进步，现在已有90%左右可以记录（图2-2-7）。

虽然同其他部位的波形一样可见随年龄的变动，结合肺静脉舒张期A波（PVA）与二尖瓣流入血流速度波形（A波）推定左室舒张末期压是非常重要的。

通常在心尖四腔切面利用彩色多普勒显示左房上壁近房间隔处的右上肺静脉内的血流信号。将彩色多普勒的流速范围设定在40～45cm/s，此外，也有必要缩小感兴趣区域（ROI）。

调整切面尽量使右上肺静脉（包括其深部）的血流信号显示出来，并使其方向尽量与声束平行。将取样容积置于右上肺静脉内距其开口1～2cm处，大小为1～2mm。当有杂音信号混入时，将取样容积（SV）减小到1～1.5mm后记录。

在平静呼气后暂停呼吸，多普勒滤波设定为低速，血流波形记录的走纸速度必须设置在100cm/s。血流速度波形的构成（图2-2-8）与测量部位如表2-2-3所示，测量指标有多种，其中特别重要的是A波的持续时间。

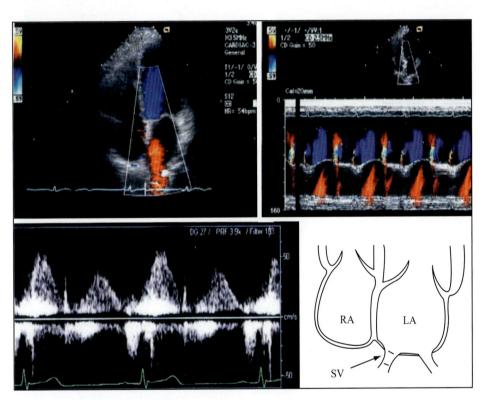

图2-2-7 肺静脉血流速度波形
心尖四腔切面图像：利用彩色多普勒确认肺静脉血流，在其内部距开口1～2cm处记录血流

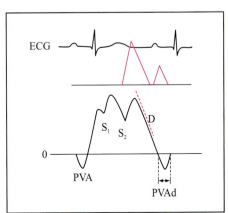

图2-2-8 肺静脉血流速度波形的名称
测量S波（S_1波）与D波的速度，D波减速时间（DcT），A波的持续时间等

表 2-2-3　肺静脉血流速度波形的构成与测量项目

收缩期：S_1	伴随心房扩张流向左房的流入波	S_1 与 S_2 常常融为一体
收缩期：S_2	由于心室收缩二尖瓣向心尖部移动，而伴随发生的血流	PVs：收缩期血流速度
舒张期：D	伴随二尖瓣开放流向左房的流入波	PVd：舒张期血流速度 PVd 减速时间（DcT）
舒张期：A	伴随心房收缩，从左房流向肺静脉的逆行波	PVAd：A 波的持续时间 PVAr：逆行波的血流速度

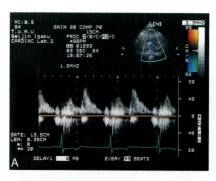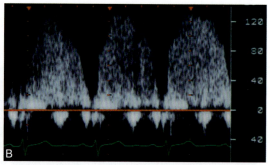

图 2-2-9　肺静脉血流记录

A. 二尖瓣反流：可以见到 S 波的高度下降

B. 房间隔缺损病例：由于分流使肺静脉血流增加，S 波、D 波的血流速度同时增加，两者之间的低谷消失

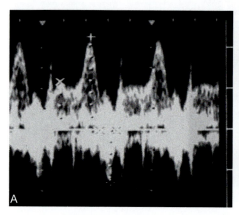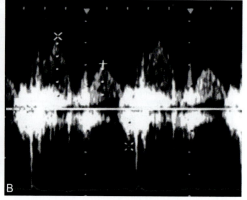

图 2-2-10　肺静脉血流变化（心功能不全病例）

A. S/D＜1。D 波的减速时间急速缩短。B. 治疗后 S/D＞1。D 波的减速时间也正常化

表 2-2-4　血流速度（二尖瓣流入血流、肺静脉血流）随年龄的变化

观察指标	40～49 岁	50～59 岁	60～69 岁	70～79 岁
MV：E/A	1.4±0.4	1.2±0.4	1.0±0.3	0.9±0.2
MV：DcT (ms)	205±32	212±24	234±20	240±18
MVAd (ms)	143±12	146±13	149±16	152±14
PV：S/D	1.3±0.3	1.4±0.2	1.6±0.4	1.7±0.6
PVAd (ms)	120±13	124±16	127±12	130±14

MV：二尖瓣流入血流速度；E/A：E 波/A 波；DcT：E 波减速时间；MVAd：二尖瓣流入血流 A 波持续时间；PV：肺静脉血流速度；S/D：S 波/D 波；PVAd：肺静脉血流 A 波持续时间

第三节　血流速度波形的测量

血流速度波形的测量，最基本的包括纵轴方向的血流速度、横轴方向的时相分析和波形的时间速度积分。在此基础之上，可以计算出压力阶差、心腔内压（根据伯努利简化方程）、血流量（心排血量）、瓣口面积、反流量/反流率、分流量、肺体血流量比等指标（表2-3-1）。

1. **时间速度积分**　时间速度积分（time velocity integral，TVI）是血流速度的时间积分值，表示血液以速度 V（cm/s）通过横截面积（cross sectional area，CSA，cm^2）的管腔，在一定时间 T（s）内移动的距离，其单位是厘米（cm）（图2-3-1）。描出左室流出道或左室流入道（二尖瓣环）的血流波形，就可以求出TVI。将TVI与相应的横截面积相乘，可以求出左室每搏量及左室流入量（图2-3-2）。通过容量计算，可以算出反流量/反流率、分流血流量/比。

2. **连续性方程**　该方法是根据管腔内流入的流量与流出的流量相同这一流量守恒原理进行计算的。假设无分支的流路上2个测量部位的横截面积分别是 A_1 与 A_2，血流时间速度积分值分别是 TVI_1 与 TVI_2，则 $A_1 \times TVI_1 = A_2 \times TVI_2$（图2-3-3）。其条件是血流速度的测量与横截面积的测量必须正确。经常应用于主动脉狭窄的判断，此时左室流出道内取样部位的选择非常重要。

横截面积的正确测量方法是：尽量使半月瓣口部的流出道与声束垂直，务必在清晰显示内膜后测量内径。当出现S状中隔而不能得到正确的左室流出道的横截面积时，就难以应用连续性方程。

表 2-3-1　根据血流速度波形测得的血流动力学指标

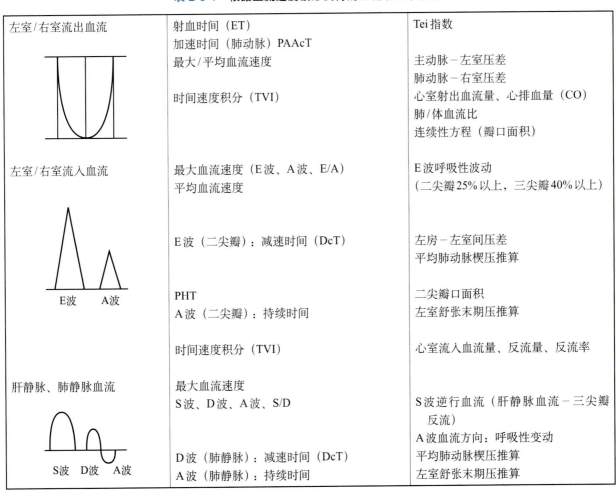

左室/右室流出血流	射血时间（ET） 加速时间（肺动脉）PAAcT 最大/平均血流速度 时间速度积分（TVI）	Tei指数 主动脉-左室压差 肺动脉-右室压差 心室射出血流量、心排血量（CO） 肺/体血流比 连续性方程（瓣口面积）
左室/右室流入血流	最大血流速度（E波、A波、E/A） 平均血流速度 E波（二尖瓣）：减速时间（DcT） PHT A波（二尖瓣）：持续时间 时间速度积分（TVI）	E波呼吸性波动 （二尖瓣25%以上，三尖瓣40%以上） 左房-左室间压差 平均肺动脉楔压推算 二尖瓣口面积 左室舒张末期压推算 心室流入血流量、反流量、反流率
肝静脉、肺静脉血流	最大血流速度 S波、D波、A波、S/D D波（肺静脉）：减速时间（DcT） A波（肺静脉）：持续时间	S波逆行血流（肝静脉血流-三尖瓣反流） A波血流方向：呼吸性变动 平均肺动脉楔压推算 左室舒张末期压推算

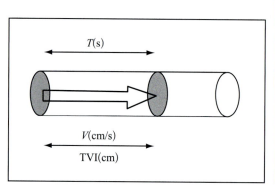

图 2-3-1　时间速度积分

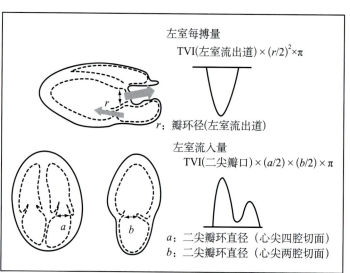

图 2-3-2　左室流出量/左室流入量的计算

根据左室（二尖瓣）流入血流及左室流出道流出血流波形，求出时间速度积分，再乘以各自的横截面积，就可算出流量

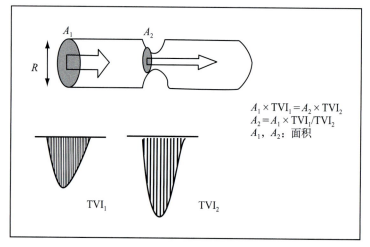

图 2-3-3　连续性方程：瓣口面积

假设无分支的 2 个测量部位的横截面积分别是 A_1 与 A_2，血流时间速度积分值分别是 TVI_1 与 TVI_2，则：$A_1 \times TVI_1 = A_2 \times TVI_2$

3. 伯努利定理与伯努利简化方程　其依据是"对于正常血流来说，单位流量的动能与势能的和总是一定的"这一能量守恒定理（伯努利定理）（图 2-3-4）。

$$P + (1/2)\rho V^2 + \rho gh = C \quad \text{——伯努利定理}$$

P：压力；ρ：流体密度；V：流体速度；g：重力加速度；h：任意水面的高度；C：定值

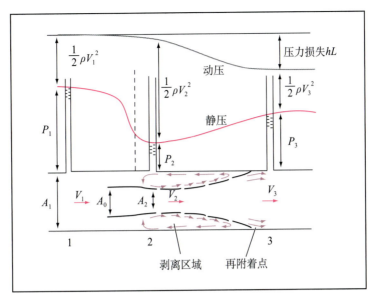

图 2-3-4　伯努利定理

P 被称作静压，$(1/2)\rho V^2$ 被称作动压。设狭窄部前的静压为 P_1，流速为 V_1，狭窄部的静压为 P_2，流速为 V_2，假设 h 接近于 0，则下式成立：

$$P_1 + (1/2)\rho V_1^2 = P_2 + (1/2)\rho V_2^2$$

$$\Delta P = P_1 - P_2 = (1/2)\rho(V_2^2 - V_1^2) + 加速度项 + 压力损失项$$

假设加速度项 = 0，压力损失项 = 0，V_1 可以忽略不计，则由 $\Delta P = P_1 - P_2 = (1/2)\rho(V_2^2 - V_1^2)$ 进一步得到：

$$\Delta P = (1/2)\rho V_2^2$$

血液的密度 $\rho = 1.03 \times 10^3 \text{kg/m}^3$

$\Delta P = 1/2 \times 1.03 \times 10^3 \text{kg/m}^3 \times V_2^2 = 5.02 \times 10^2 \times V_2^2$

将 1mmHg = 132.9 代入，则

$\Delta P = 1/2 \times 1.03 \times 10^3 \text{kg/m}^3 \times V_2^2 = 5.02 \times 10^2 \times V_2^2 \times (1/132.9)$

　　$\approx 3.78 \times V_2^2 \approx 4 \times V_2^2$（图 2-3-5）

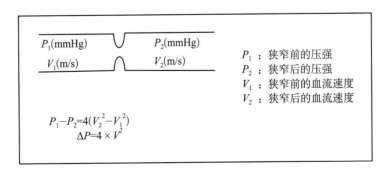

图 2-3-5　伯努利简化方程

伯努利简化方程具有假设条件（$V_2 \gg V_1$，加速度项 = 0，压力损失项 = 0），该式在狭窄上游的流速（1m/s 以下）与下游流速相比慢得可以忽略时，就可以应用。

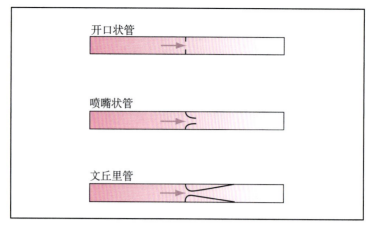

图 2-3-6　狭窄的形态
　　主动脉瓣狭窄呈开口状，可以适用伯努利简化方程。但瓣下狭窄呈喷嘴管状或文丘里管状，不能使用伯努利简化方程

第四节　根据反流速度计算心内压

虽然可以根据伯努利简化方程利用瓣膜反流计算压强，但该式得到的只是两点间瞬时的压强差，并非心内压。利用瓣膜反流计算所得的压强差，以及上游或下游已知的压强，通过加法或减法可以推算出心内压（表2-4-1）。

已知的压强，可以是右房压、主动脉收缩压或主动脉舒张压。

虽然可从主动脉瓣反流血流速度波形推算左室舒张末期压、从二尖瓣反流血流速度波形推算左房压、从肺动脉瓣反流血流速度波形推算肺动脉楔压，但需要估计右房压，对结果的影响也很大，必须引起注意。

基于可靠性与重复性，从三尖瓣反流血流速度波形推算肺动脉压（肺动脉高压的诊断）的方法在临床上具有一定应用价值（表2-4-2、表2-4-3）。

除了三尖瓣反流血流速度波形记录之外，右房压的推算也很重要。

首先利用彩色多普勒确认反流血流的方向，然后用连续多普勒法记录血流速度波形。增益及滤波的调整都很重要。

下腔静脉的记录必须在仰卧位进行，在肝静脉汇入口的足侧2cm以内，在参考短轴图像的同时，确认有无内径与呼吸性波动，进而推算右房压（表2-4-4）。

表 2-4-1　根据反流血流速度波形推算压强

主动脉瓣反流：舒张末期速度（AR）	左室舒张末期压	$P = 舒张期血压 - 4 \times (AR)^2$
二尖瓣反流的最大速度（MR）	左房压	$P = 收缩期血压 - 4 \times (MR)^2$
肺动脉瓣反流：舒张早期速度（PR）	肺动脉舒张早期压（平均肺动脉压）	$P = 4 \times (PR)^2$
肺动脉瓣反流：舒张末期速度（PRED）	肺动脉舒张末期压（肺动脉楔压）	$P = 4 \times (PRED)^2 + 右房压$
三尖瓣反流的最大速度（TR）	右室收缩压（肺动脉收缩压）	$P = 4 \times (TR)^2 + 右房压$

表 2-4-2 肺动脉高压的诊断标准

	正常值（mmHg）	肺动脉高压（mmHg）
收缩压	15～30	≥30
舒张压	2～8	≥10
平均压	9～18	≥20

表 2-4-3 肺动脉高压的程度（mmHg）

正常	18～30
轻度	30～40
中等度	40～70
重度	70以上

表 2-4-4 右房压的推算标准

下腔静脉内径（mm）	吸气时塌陷	右房压（mmHg）
5～20	50%以上	5（0～5）
5～20	50%以下	10（6～10）
20以上	50%以下	15（11～15）
20以上	无	20（16～20）

注：右房压推荐采用5mmHg、10mmHg、15mmHg、20mmHg的值代入

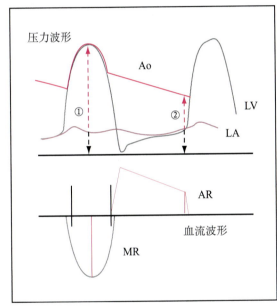

图 2-4-1 反流速度波形与压力波形（主动脉瓣、二尖瓣反流）
①收缩期血压＝4×(MR)²＋左房压
②舒张期血压＝4×(AR)²＋左室舒张末期压。
所以，有人提出根据外周的收缩期血压、舒张期血压，可以推算出左房压、左室舒张末期压，但是其重复性和可靠性不佳

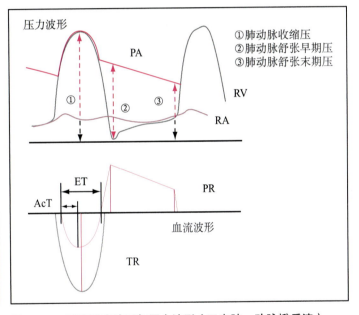

图 2-4-2 反流速度波形与压力波形（三尖肺、动脉瓣反流）
肺动脉压（右室收缩压）＝4×(TR)²＋右房压
如果右房压的推算方法得以标准化，则具有临床应用价值

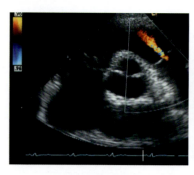
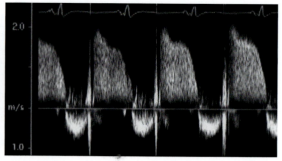

图 2-4-3 肺动脉瓣反流

对于肺动脉瓣反流，必须进行严密的角度补正

虽然有人尝试根据（舒张末期血流速度）^{2}＋右房压推算肺动脉楔压，但受右房压的影响较大

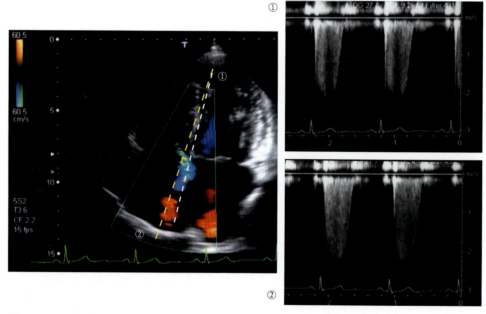

图 2-4-4 三尖瓣反流的记录

应用连续波多普勒法，使声束与反流方向保持一致进行记录。在不能将多普勒声束设置在理想的方向上时，将其设置在反流的远端，则可以利用声束幅度的扩展，比较容易地捕捉到峰值流速

右侧的图像是分别在虚线①反流部位及虚线②反流的远侧位设置焦点，通过连续波多普勒获得的血流波形。在虚线②的方向可以记录到满意的血流速度波形（最高速度：2.3m/s）

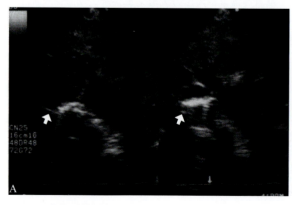
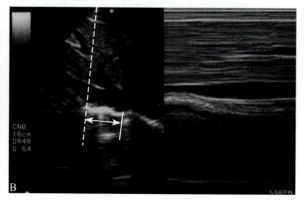

图 2-4-5 下腔静脉的评价方法

仰卧位，探头置于剑突下区，在下腔静脉右房入口的足侧 2～3cm 处记录下腔静脉的内径及呼吸性变化。伴随右房压上升，下腔静脉变成圆形，呼吸性波动逐渐消失

A. 短轴切面下腔静脉内径的呼吸性波动

B. 利用 M 型方法记录下腔静脉内径

第五节 彩色M型多普勒法

左室流入血流传播速度是指二尖瓣附近的快速流入期血流向心尖部边减速边传播的过程（即传播时的平均速度），可利用彩色M型多普勒法进行测量。

左室流入血流传播速度英文为propagation velocity（Vp）或者flow propagation velocity（FPV）。

一、记录方法

以心尖左室长轴切面为基本切面，利用彩色多普勒技术确认血流的方向，然后沿着血流的方向设置彩色M型多普勒的取样线（调整探头的位置，使快速流入期的血流方向正对探头）。

首先采用脉冲多普勒记录二尖瓣的流入血流速度，然后采用彩色M型多普勒法，让患者轻度呼气后屏气，记录快速流入期的流入血流（E），心房收缩期血流（A）（走纸速度：100mm/s）（图2-5-1）。

扩张型心肌病时，由于左室流入血流向左室后壁偏位，应想办法调整探头位置，尽量使血流与取样线的夹角小于20°。

肥厚型心肌病等心室内腔狭小后，舒张早期的流入血流与心室内血流相互融合，往往造成测量困难。此外，血流分叉或有主动脉反流混入时，应当细心地进行基线调整。

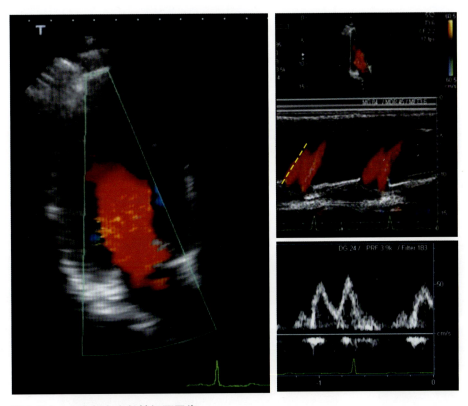

图2-5-1 心尖部左室长轴切面图像

确认二尖瓣流入血流的方向，设置取样线与之平行，通过彩色M型多普勒法记录流入血流。

脉冲多普勒法记录的二尖瓣流入血流的E/A：52/64cm/s，E波减速时间（DcT）：240ms。根据二尖瓣流入血流速度波形无法判断其是否为正常或假性正常时，可以通过彩色M型多普勒法鉴别

波前速度（wave front velocity）法得到的值是56cm/s

二、分析方法（图2-5-2、图2-5-3）

1. **波前速度法** 沿着彩色M型多普勒法显示出的舒张早期左室流入血流图像的黑红交界（波前）进行描画的方法。操作虽然简单，但往往高估。

2. **Garcia法（Cleveland法）** 是利用基线移动，描画折返区域最早期部分的方法。

3. **Takatsuji法（北大法）** 是利用基线移动，描画峰值流速棱线的方法。

要使结果分析正确，基线移动是非常重要的。包括：①通过基线移动仔细设定速度量程；②冻结图像之后进行操作；③所使用的装置能够清晰地确认传播路径。

表2-5-1 左室流入血流传播速度的正常值及其临床价值

正常值
FPV：年轻健康者大于50cm/s 　　　45cm/s以上 E/FPV：1.6以下 　　　如表2-5-2所示，随年龄增长变化很大
临床价值
*二尖瓣流入血流的正常与假正常的鉴别 *心内压的推算 　平均左房压（平均肺动脉楔压） 　　①E波速度/FPV（图2-5-7A） 　　②E波速度-FPV（图2-5-7B） 　LVEDP：心房收缩波（A波）的传播速度尚未有评价

表2-5-2 二尖瓣流入血流传播速度（FPV）随年龄变化

观察指标	40～49岁	50～59岁	60～69岁	70～79岁
FPV（cm/s）	58±6	56±8	50±6	48±6
E/FPV	1.1±0.3	1.2±0.3	1.4±0.2	1.4±0.3

注：随着年龄增长FPV逐渐下降

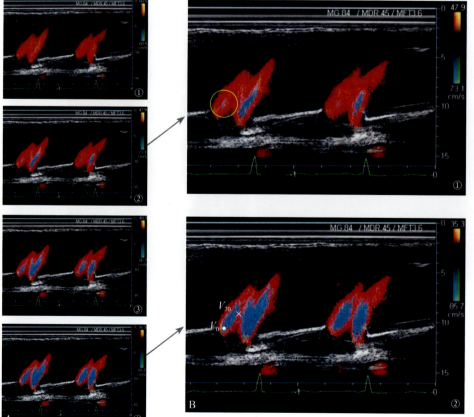

图2-5-2 FPV的计测方法

A. 采用彩色M型多普勒记录左室流入血流波形，通过彩色基线的偏移，仔细地逐渐改变量程速度（①～④）

B. 分析方法：调节彩色多普勒的量程（比E波的最高速度稍低的量程速度），将二尖瓣口附近的峰值流速部位用尽可能狭窄的范围（狭小的蓝色点）进行表示（V_0）（A-②/B-①）。接着，将量程速度设置为最初速度的70%左右，选择所显示的传播路径上最靠近心尖部的点（V_{70}），测量这两点（V_0与V_{70}）连线的斜率（A-④/B-②）

本例的二尖瓣血流的E/A：52/64，V_0的传播速度（48cm/s），V_{70}的传播速度（36cm/s），（36/48：75%）。描出V_0与V_{70}之间的峰速值流速棱线，计测其斜率

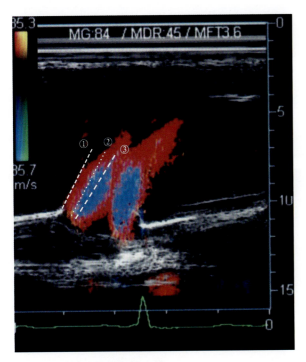

图 2-5-3　FPV 计测法的比较

　　Garcia 法（Cleveland 法），以 36/52（即 E 波速度 52cm/s 的 70%）得到的红蓝区域测定斜率。以舒张早期最大流速（E）为基准，以其 50%～60% 作为彩色多普勒图像的量程水平，以传播路径上靠前的线斜率作为左室流入血流传播速度（Vp）进行测量（以 50%～60% 作为速度量程较为妥当）。测量结果是：波前法 50cm/s（①），零移法（Cleveland 法）45cm/s（②），零移法（北大法）40cm/s（③）。本例的二尖瓣血流速度波形被诊断为假性正常

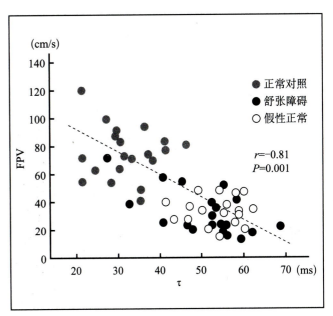

图 2-5-4　FPV 与左室压下降时间常数（τ）之间的相关性

　　彩色 M 型多普勒得到的血流传播速度随着 τ 的延长而降低，两者之间具有良好的负相关

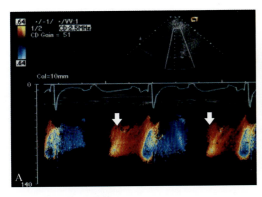 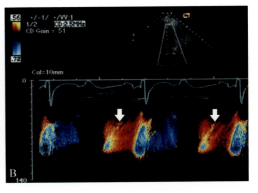

图 2-5-5　分支血流

　　A. 第 1 相：早期的急速陡直的图像。由于血液的不可压缩性，进入左室的血流开始后，原有的左室内血液被迫流向心尖部而致

　　B. 第 2 相：接着看到的才是真正的左室流入血流。要从这一复杂的彩色多普勒图像中描出左室流入血流，采用彩色多普勒的血流速度传播法较为恰当。心室中部狭窄症中有时也可见到等容舒张期的血流融合现象

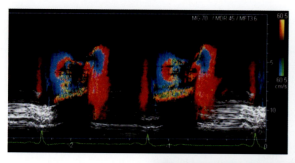
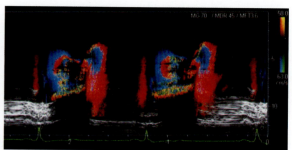
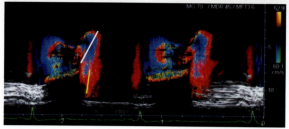

图 2-5-6　**肥厚型闭塞性心肌病病例**

二尖瓣流入血流：E/A = 75/80，DcT 230ms，量程速度为 63cm/s 时心室中部出现蓝色斑点。必须仔细调整基线。在左室收缩功能尚可的病例中，向心尖部的抽吸（suction）动作会影响血流传播速度（FPV）。这种抽吸效果或者其他原因引起的向心尖部流动的血流可能会与左室流入道血流的传播相重叠。特别是在左室内腔狭窄的肥厚型心肌病中较为明显

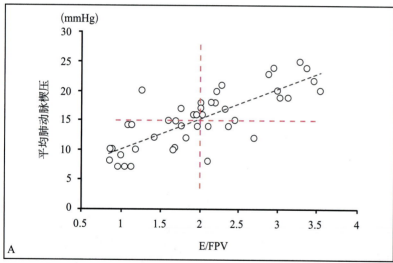

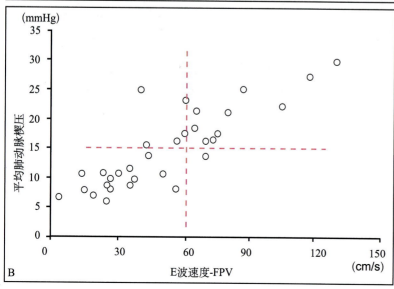

图 2-5-7　**根据血流传播速度（FPV）推算肺动脉楔压**

A. E 波速度 /FPV

B. E 波速度 −FPV

第六节　组织多普勒法

组织多普勒法,是从心腔内血流及心脏运动所产生的多普勒信号中单独抽出心壁及瓣膜运动产生的多普勒信号,并实时表示其运动速度的方法。

血流与心壁运动的区别在于反射回来的多普勒信号的强度与速度不同。由心壁运动产生的多普勒信号强度远比血流强,速度却比血流慢,因此有必要调整设定条件(图2-6-1)。

组织多普勒包括2种:脉冲组织多普勒与彩色组织多普勒。各法的临床价值如表2-6-1所示。

1. **脉冲组织多普勒法**　利用脉冲多普勒,将取样容积放置在心内结构的特定部位,在时间轴上实时表示该部位的速度变化。

设置条件中,发射功率的调整、多普勒滤波的调整、多普勒增益的调整等是重要的。目前,多数超声诊断仪已配置此功能,不需经过上述条件设置即可得到清晰的脉冲组织多普勒频谱。

2. **彩色组织多普勒法**　利用彩色多普勒,在心脏切面超声图像或者M型超声图像上用彩色叠加的方法实时显示运动速度。

表 2-6-1　组织多普勒的临床应用价值

脉冲组织多普勒
·舒张功能的评价:正常与假性正常的鉴别
·心内压的评价:左房压(平均压)
·缩窄性心包炎的诊断
彩色组织多普勒
·局部室壁运动的定量评价
·左室非同步化运动的评价
·预激综合征早期兴奋部位的诊断

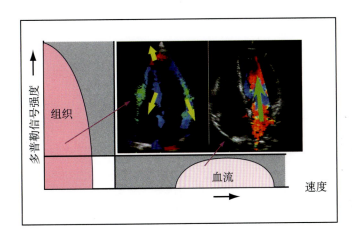

图 2-6-1　血流波形与组织多普勒波形的比较
组织的多普勒信号强度大、速度慢。血液的多普勒信号强度小、速度快

第七节　脉冲组织多普勒法评价二尖瓣环运动

一、瓣环运动速度波形

瓣环运动速度波形由收缩期的2个波(S_1、S_2)与舒张期的2个波(舒张早期:E',心房收缩期:A')构成(表2-7-1、图2-7-1)。各个波形的名称有多种,收缩期波形可称作S_1—S_2或SW_1—SW_2,舒张期波形有Ea—Aa、Ew—Aw、e'—a'等称法,通常称为E'(伊普西龙E)—A'(伊普西龙A)。

二、记录波形时的注意事项

①基本方法是:取心尖四腔切面,在二尖瓣环的左室侧壁侧及室间隔侧放置取样容积,记录二尖瓣环运动速度波形(图2-7-3)。间隔侧与三尖瓣、主动脉瓣环等纤维组织相连,容易受到右心系统的影响,其记录结果在各检查者之间变异较大。有时也可以取心尖左室二腔切面、三腔切面,在左室前壁、后壁侧记录。

②取心尖四腔切面图像时,应采用基本上不需要角度校正的切面图像,四腔切面的图像与声束方向的夹角控制在20°以内。

表 2-7-1　瓣环运动速度波形

收缩期第1波 SW_1'	等容收缩期
收缩期第2波 SW_2'	射血期 反映收缩功能
舒张早期波 E'	与左室压下降支的时间常数（τ）呈显著的负相关，反映舒张早期左室的舒张功能（图2-7-3）
心房收缩期波 A'	反映左房的收缩功能与左室的顺应性

注：波形的名称虽然有多种，但可以统一成 E'（伊普西龙E），A'（伊普西龙A），并应明确记录位置，如 E' septal（瓣环间隔侧），E' lateral（瓣环侧壁侧）

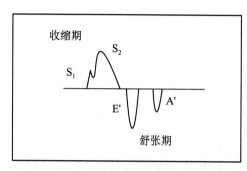

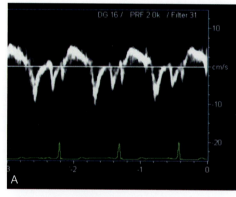
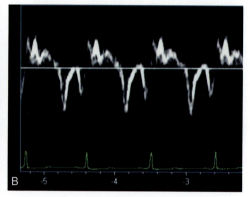

图2-7-1　二尖瓣环运动速度波形
A. 瓣环间隔侧
B. 瓣环侧壁侧
正常时侧壁侧的速度稍快（记为 E' septal；必须明确标明是在瓣环的哪一侧记录的）

③记录时，先最大呼气后停止呼吸。
④取样容积的大小，在间隔侧设为 3～5mm，侧壁侧设为 5～10mm。
⑤波形的记录速度（走纸速度）设为 50～100mm/s，所记录的波形速度范围设为 ±20cm/s。不过通常只要 ±15cm/s 即可。

三、评价时的注意事项

虽然记录的是取样部位的组织运动的速度，但其实际上反映了探头与取样容积之间存在的所有心肌的舒张及收缩运动，评价时必须认识到这一点。

1. 正常值与年龄变化　将人群普查中的正常受检者按年龄段分组计算平均值，则侧壁侧的值大于间隔侧，随年龄增长 E'/A' 逐渐降低，而 E/E' 逐渐增大（表2-7-2、图2-7-4）。诊断中必须考虑取样位置的差异及其随年龄的变化。

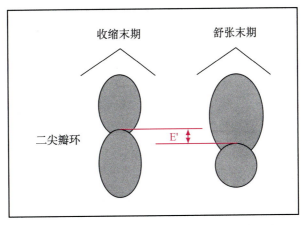

图 2-7-2　左室、左房的运动与二尖瓣环的运动速度
　　假设心尖部固定,则二尖瓣环的运动反映了左室整体心肌的收缩/舒张的总和。所以,舒张早期波 Ea(E′)被认为可以作为左室整体舒张功能的指标

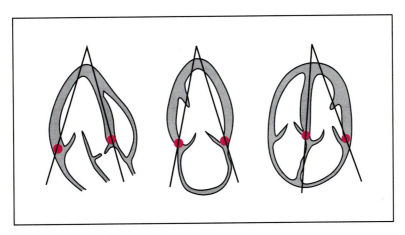

图 2-7-3　瓣环运动的记录部位(取样部位)
　　通常取心尖四腔切面,在左室侧壁侧及间隔侧记录。虽然推荐使用侧壁侧的记录,但还是有必要至少记录和测量两个部位

　　2. **局部室壁运动异常与心脏肥大**　心尖四腔切面图像的二尖瓣环部室间隔侧由右冠状动脉(瓣环)与左前降支支配,瓣环部侧壁侧由左回旋支支配,所以由所支配的冠状动脉导致室壁运动异常时,不能只用一个部位的二尖瓣环运动速度评价左室整体的收缩功能或舒张功能。提倡记录多个部位的二尖瓣环运动速度,取其平均值的评价方法。
　　此外,心脏肥大时,心肌重量所导致的影响也不可忽视(图2-7-5)。
　　3. **二尖瓣关闭不全**　中等程度以上的二尖瓣关闭不全时,即使左室收缩/舒张功能低下,有时二尖瓣环的运动速度仍表现为正常,被称为 E′的假性正常化。
　　4. **瓣环部器质性变化**　二尖瓣环部的钙化病例及二尖瓣换瓣后病例的人工瓣植入部的瓣环运动常表现为低值,而缩窄性心包炎时,可能有特异表现。

四、临床价值

①必须考虑正常值随年龄而变化。
②有可能通过 E′/A′鉴别二尖瓣血流波形的正常与假性正常(图2-7-6)。
③根据该指标推算平均肺动脉楔压(平均左房压)不太准确(图2-7-7)。

表 2-7-2　各年龄组瓣环部运动速度的正常值

①瓣环部舒张期运动：侧壁侧

观察指标	40～49岁	50～59岁	60～69岁	70～79岁
E'_L (cm/s)	15±3	12±3	11±3	9±4
A'_L (cm/s)	12±2	12±3	13±5	15±4
E/E'_L	5.4±1.2	5.7±1.6	6.8±1.8	7.6±1.6

E'_L，侧壁 E' 值；A'_L，侧壁 A' 值

②瓣环部舒张期运动：间隔侧

观察指标	40～49岁	50～59岁	60～69岁	70～79岁
E'_S (cm/s)	10±3	9±3	8±2	7±2
A'_S (cm/s)	10±2	11±2	11±2	12±3
E/E'_S	7.4±2.2	8.2±2.6	9.2±3.4	10.5±3.2

E'_S，间隔侧 E'；A'_S，间隔侧 A'

③瓣环部收缩期运动

观察指标	40～49岁	50～59岁	60～69岁	70～79岁
SW'_L (cm/s)	13±2	12±2	11±2	10±2
SW'_S (cm/s)	9±1	8±1	8±1	8±1

SW'_L，侧壁侧收缩期 SW' 值；SW'_S，间隔侧收缩期 SW' 值

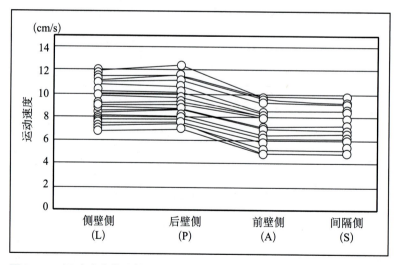

图 2-7-4　运动速度的比较

　　间隔、侧壁、后壁、前壁、下壁的比较（正常人群）。侧壁侧与后壁侧大致相等，而间隔侧、前壁侧、下壁侧则较低。表示 E'、E/E' 时，必须采用 E' XXX 的形式明确地表示计测部位

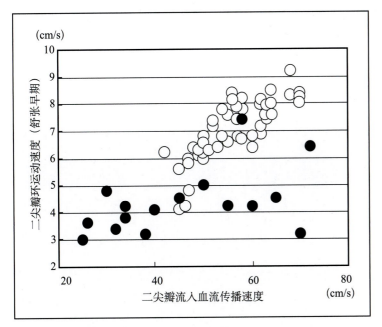

图2-7-5　心脏肥大时的FPV与E′的比较

心脏肥大时，E′（二尖瓣环运动速度）与FPV（二尖瓣流入血流传播速度）之间无相关性（图中●表示高血压性心脏肥大病例）

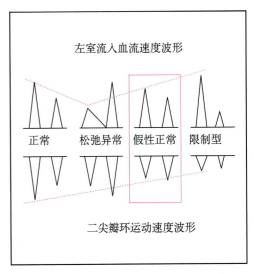

图2-7-6　临床价值：正常与假性正常的鉴别

二尖瓣流入血流速度波形的假性正常病例，E′、A′同时降低，且E′/A′＜1.0

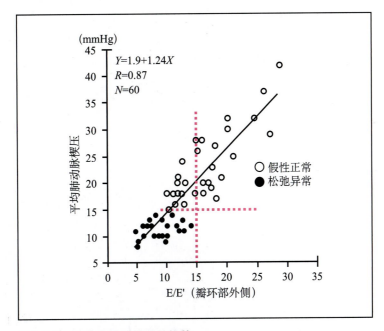

图2-7-7　平均肺动脉楔压的推算

E/E′＞15则肺动脉楔压很可能在15mmHg以上。但当E/E′为10～15时，则很难判定

第八节　彩色组织多普勒法（彩色-TDI）

在心脏切面超声图像或心脏M型超声图像上以彩色表示心肌的运动速度，用于直观地评价室壁运动。然而，通过视觉追踪室壁运动的色调变化是有困难的。在彩色组织多普勒切面超声图像上，可以放置多个采样部位并显示其频谱曲线，现已经应用于室壁运动异常的评价。

利用这种解析方法，频谱多普勒法可以高帧频地记录室壁上任意感兴趣区（ROI）的心肌运动速度信息，以时间-速度曲线的方式显示出来。通过同时显示各感兴趣区的时间-速度曲线并通过观察收缩期峰值速度的时间差异，来评价心室的非同步运动。根据报道，感兴趣区的设置可以多至4～12个，很方便，重复性较好。虽然该方法可用于局部心肌运动速度的定量评价，但会受到心脏旋转（translation）及牵拉（tethering）的影响（图2-8-1～图2-8-3）。

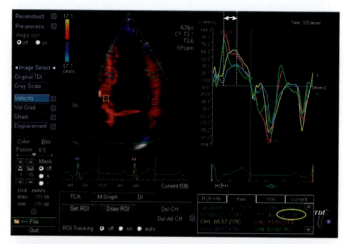

图2-8-1　彩色组织多普勒成像（正常）
　　根据速度显示的室壁组织运动的图像。可以设置多个取样点，显示各个部位的速度-时间曲线

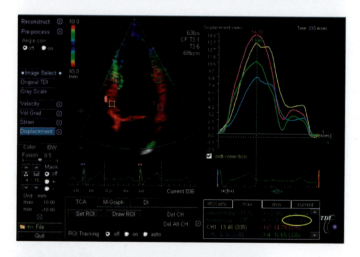

图2-8-2　彩色组织多普勒成像（正常）
　　根据位移显示室壁运动图像。可以设置多个取样点，表示各个部位的位移-时间曲线

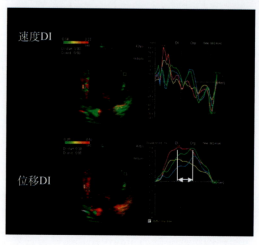

图2-8-3　彩色组织多普勒成像（左束支传导阻滞病例）
　　速度-时间曲线与位移-时间曲线的比较

第九节　应变和应变率

应变指的是物体受到力的作用而产生的变形。心脏搏动产生的心肌长度的变化被称为心肌应变。柔软容易伸缩的心肌的应变较大，僵硬不易伸缩的心肌的应变较小。

设长度为 X 的心肌因伸展产生的长度变化为 dx，则应变的数学表达式为 $\varepsilon = dx/X$。

利用组织多普勒，可以通过局部速度积分得到局部移动距离，进而求出应变，并根据两点间的速度算出应变率，之后进行时间积分算出应变（图2-9-1）。普遍认为应变的稳定性较好。

不过，组织多普勒法具有角度依赖性这一固有缺点，只能评价与声束方向平行的伸缩运动。

应变（ε）：形变的程度

$$\varepsilon = dx/X$$

dx：长度的变化量；X：原有长度

应变率（S）：形变的速度

$$S = d\varepsilon/dt = d(dx/X)/dt = (dx/dt)/X = dv/X$$

v：速度

将这种应变在切面图像上表示出来，就是应变图。通过在应变图上设置感兴趣区域，还可以了解该部位应变值在1个心动周期内的变化（图2-9-2）。

此外，根据应变的最大值的时间来评价缺血也逐渐变为可能。缺血时，可以显示该时相移向舒张期。这种变化很难简单地通过切面图像的视觉观察检查出来（图2-9-3）。

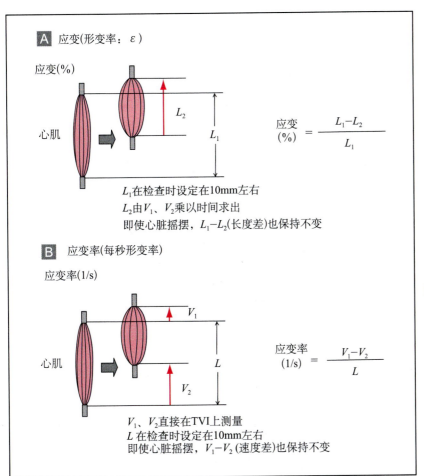

图2-9-1　应变与应变率的计算方法

A. 应变（ε）：形变的程度

$\varepsilon = dx/X$

dx：长度的变化量

X：原有长度

B. 应变率（S）：形变的速度

$S = d\varepsilon/dt$

　$= d(dx/X)/dt$

　$= (dx/dt)/X$

　$= dv/X$

v：速度

采用应变及应变率可以排除心脏整体运动、牵引对室壁运动的影响，但由于其原理基础是多普勒法，仍存在角度依赖性。

为了解决这种角度依赖性，正在开发以下技术：①角度校正应变跟踪技术；②二维应变（频谱跟踪）。

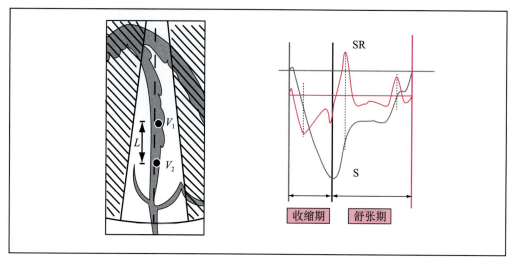

图2-9-2 心室间隔基底部的应变及应变率（正常）

与应变率相比，应变曲线的噪声较小。因为应变率是应变的微分，各个时相应变率的峰值出现在应变曲线斜率最大的地方。组织多普勒法因为有角度依赖性，能够进行记录的理想位置是有限的

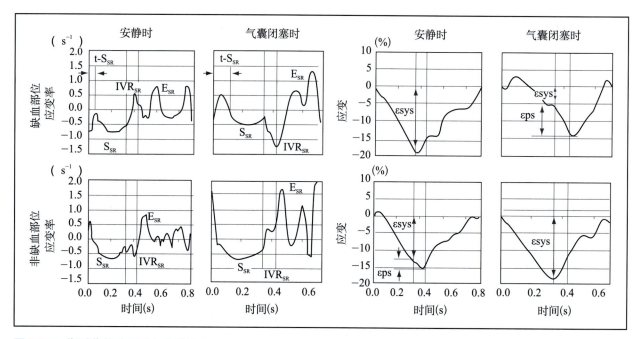

图2-9-3 期后收缩（PSS）的诱发

缺血部位可以见到收缩期应变率的减低及等容舒张期应变率的增大。应变最大值可在射血期之后的等容收缩期见到，称为期后收缩

第 3 章

心脏功能评价

第一节 收缩功能评价

一、心脏功能

心肌具有泵血功能,将血液运送到全身脏器,担负着重要作用。心脏功能主要是评价能把多少血液送达外周,通常主要包括收缩和舒张功能。

二、收缩功能

评价收缩功能基本指标是相对于左室容量的射血分数,该指标受前负荷、后负荷、心肌收缩性能及心率的影响。

舒张功能障碍主要包括舒张早期松弛功能障碍和舒张晚期左室顺应性下降两个方面,不论是左室收缩功能障碍还是舒张功能障碍,左室舒张末压升高均是其重要表现(图3-1-1～图3-1-3)。

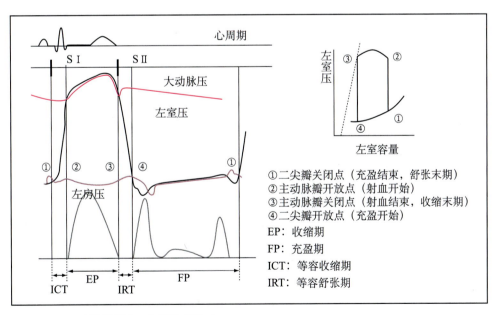

图 3-1-1 心脏周期压力-容积关系①

左室收缩一开始,左室压上升,超过左房压时二尖瓣关闭(①)。左室压急剧上升,在超过主动脉压前,左室内容积没有变化(等容收缩期),当左室压超过主动脉压时,主动脉瓣开放,左室内血液开始射出(②)。左室内血液射出后,左室内压力开始下降,当主动脉内压力高于左室压时,主动脉瓣关闭(射血结束,③)。左室压力下降,在二尖瓣打开之前的一段时间,左室容积不变(等容舒张期),当左室内压力低于左房内压力时,二尖瓣开放,左房血流向左室,左室容积开始增多(④),当左室容积达到最大,即达到了左室舒张末期

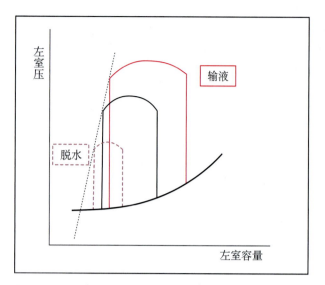

图3-1-2　心脏周期压力-容积关系②

心脏压力-容积环，代表一个心动周期中心室容量与压力变化的关系。横轴代表左室容量，纵轴代表左室压力。曲线下面积代表心室收缩一次向外周做功的量

输液时，左室舒张末期容积增多（前负荷），左室压力-容积环向右侧移动，可见每搏量增加，左室舒张末压增加。相反，在脱水时，舒张末期容积减小，压力-容积环向左侧移动，左室舒张末压及环下面积减小

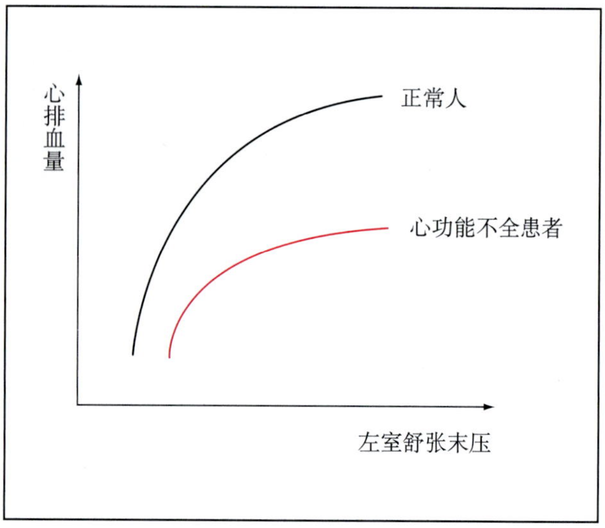

图3-1-3　心排血量-左室舒张末压关系（Frank-Starling机制）

左室具有左室舒张末期容积增加其后的收缩功能增强的特征。该曲线代表左室功能，曲线向下方移动时，左室功能不全

三、收缩功能评价方法

收缩功能评价一般包括左室壁运动评价和左室容量变化评价。左室容积计算可采用M型超声、二维超声、多普勒超声等多种方法，计算时必须采用最简便、可信的方法（表3-1-1）。

左室压力曲线上，主要可获得峰值dP/dt、左室收缩时间等左室收缩功能指标。另外，还主张应用心脏功能的综合评价指标Tei指数。

四、心室容量的计算方法

根据左室舒张末期容积（EDV）、左室收缩末期容积（ESV）计算可以得出以下左室收缩功能指标。心室容量计算方法见表3-1-2。

> 每搏量（stroke volume，SV）= EDV−ESV（ml）
> 心排血量（cardiac output，CO）= SV×心率
> 左室射血分数（ejection fraction，EF）= SV/EDV（%）

表3-1-1　收缩功能评价

M型法	二维法	多普勒法
左室短轴缩短率	左室短轴缩短率	
平均左室周径缩短速度	左室腔内面积变化率	
左室容积，心排血量	左室容积，心排血量	左室流入量、流出量、心排血量、反流量、反流率
射血分数	射血分数	PISA法
左室后壁运动评价	左室壁运动评价	
左室收缩时间（STI）		峰值dP/dt
		Tei指数

表 3-1-2　心室容量计算方法（注意事项）

M 型法	切面法	多普勒法+切面法
通过测量左室舒张末期内径、左室收缩末期内径，根据 Teichholz 法可近似算出左室容积	心尖切面法 心尖四腔及二腔切面，通过测量面积及长径，根据 Simpson 法计算左室容积	根据左室流出道、左室流入道、右室流出道的面积及通过的血液容积，可以计算每搏量及反流量
M 型超声测量时，需注意声束与左室壁垂直	心尖部显示不佳者不适用 左室面积及左室长径异常增加 20% 以上时该方法不适用，应考虑其他方法	左室流出道处室间隔呈 S 形时，准确程度下降
左室局部室壁运动异常及室间隔异常运动时该方法不适用 左室显著扩大或减小时不适用	左室局部室壁运动异常时也可以获得可靠数值	可以评价瓣膜病瓣膜反流量、反流比率及分流量

1. **M 型超声测量法**　最简单的指标是左室短轴缩短率（FS），该指标与射血分数接近。在左室乳头肌-腱索切面测量左室收缩末期内径（Ds）和左室舒张末期内径（Dd），根据公式（$Dd-Ds$）/Dd 得出短轴缩短率。

有很多公式可以近似算出左室容积，但目前主要应用 Teichholz 法（表 3-1-3）。M 型超声法估算左室容积是将左室假设为椭圆体来获得。

2. **切面测量法**　根据切面法测量左室容积主要是取心尖部切面（心尖四腔和心尖二腔切面）。

① Simpson 法

该方法将左室腔切割成与长轴相垂直的等厚度切面，并对这些圆盘状结构进行积分得出左室容积（圆盘法或圆盘总和法）（图 3-1-4 ①）。

$$左室容积（V）=(A_1+A_2+A_3+\cdots+A_n)\times h$$
$$h=L/n$$

A：各圆盘面积；h：各圆盘高度；L：左室长径；n：断面数

② 改良 Simpson 法

心尖四腔及心尖两腔两个切面，取与室间隔垂直的 20 个圆盘进行总和获得左室容积，通过以下公式进行计算（图 3-1-4 ②）。

$$左室容积（V）=\pi/4\times\sum ai\cdot bi\times L/20$$

ai，bi：左室短径；L：左室长径

该公式内置于许多超声仪器内，将左室舒张末期和收缩末期心内膜面进行描记后自动得出容积。两个切面上测量左室长径差别在 20% 以上（应在 10% 以下）时，可靠性下降。

③ 单平面面积-长度法

心尖四腔和心尖两腔切面中，取一个切面进行计算（图 3-1-4 ③）。该方法也是将左室假设为椭球体，对于缺血性心脏病局部室壁运动异常患者计算较为准确。

表 3-1-3　M 型超声法近似估算左室容积的公式

Pombo 法	假设左室长径是左室短径的 2 倍：$L=2D$	$V=(\pi/6)D^2L=\pi/3D^3$
Gibson 法	与左室造影左室长径比较，假定 $Ld=0.98Dd+5.90$ $Ls=1.14Ds+4.16$	$EDV=(\pi/6)Dd^2Ld$ $ESV=(\pi/6)Ds^2Ls$
Teichholz 法	与左室造影左室长径和短径比较：$L=D/(0.075D+0.18)$	$V=(\pi/6)D^2L=7.0D^3/(2.4+D)$

注：V，左室容积；EDV，左室舒张末期容积；ESV，左室收缩末期容积；D，左室短径；L，左室长径；Ld，左室舒张末期长径；Ls，左室收缩末期长径

左室容积 $(V) = (\pi/6) \times D^2 L$
根据 $D = 4A/(\pi L)$
$V = 0.85 A/L$
D：左室短径；L：左室长径；A：左室腔内面积

3. 多普勒测量法 得出左室流出道、右室流出道血流时间速度积分，并分别计算左室流出道及右室流出道横截面积，即可获得左室和右室每搏量。也可以根据二尖瓣血流时间速度积分及瓣环处横截面积计算左室每搏量。

计算出左室流出量和左室流入量，即可计算反流量，并可估算瓣膜病时的反流率（图3-1-5）。

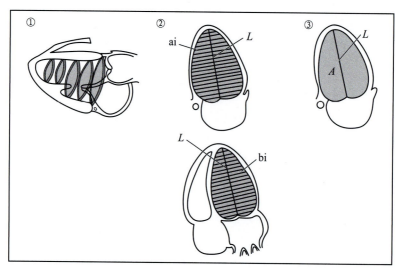

图 3-1-4　切面测量法估测左室容积
① Simpson 法；② 改良 Simpson 法；③ 单平面面积 - 长度法

表 3-1-4　左室舒张末期容积正常值（ml）

	改良Simpson法（双平面法）	单平面面积－长度法（四腔切面）	单平面面积－长度法（二腔切面）
男性	111±12（62～170）	112±27（65～193）	130±27（73～201）
女性	80±12（55～101）	89±20（59～136）	92±19（53～146）

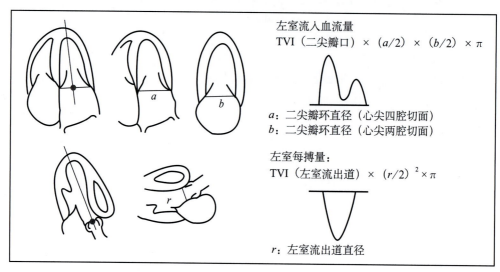

图 3-1-5　多普勒测量左室容积法

五、峰值 dP/dt

峰值 dP/dt 是根据左室压力容积曲线得出的，是左室等容收缩期左室压最大上升速率。不论是否存在局部室壁运动异常，该方法均可以评价左室整体收缩功能，换句话说即可以评价等容收缩期心肌收缩性能。

①连续波多普勒法获得二尖瓣血流速度波形（走纸速度100mm/s）
②选取血流速度为1m/s和3m/s两点，测量两点之间的时间（ΔT）
③dP/dt(mmHg/s)=$\Delta P \times 1000/\Delta T = 4(3^2 - 1^2) \times 1000/\Delta T = 32\,000/\Delta T$
正常：1200mmHg/s 以上
严重心脏功能低下：800mmHg/s 以下

应用连续波多普勒获得二尖瓣口反流速度波形，根据收缩期左房-左室瞬时压力差，可以近似获得左室压力（图3-1-6）。方法如下。

通过左室压力曲线获得的左室 dP/dt 与通过血流速度波形获得的 dP/dt 相关性虽好，但后者是以左室容积不变为前提的，二尖瓣关闭不全等容收缩期左房容积变化时，该方法不适用。

六、STI：收缩时间间期（左室收缩时间）

收缩时间间期（STI）（左室收缩时间）是指左室射血前期与左室射血期时间之和。

左室射血时间（ET）是指M型超声心动图上主动脉瓣从开放到关闭的时间。射血前期是指心电图Q波开始到主动脉瓣开放起始点之间的时间（图3-1-7）。可根据PEP/ET（Weissler指数）评价心脏功能。

主动脉瓣M型超声显示主动脉瓣开放和闭合点有时受限，最好通过脉冲波多普勒法获得左室射血时血流速度波形，从而可以更简便地获得PET/ET值。

PEP：80～100ms
ET：270～310ms
PEP/ET：0.28～0.41

七、Tei指数（心肌功能指数）

Tei 指数 =（ICT+IRT）/ET（图3-1-7）
ICT：等容收缩时间；IRT：等容舒张时间；ET：射血时间

心脏收缩功能不全时，收缩期心室压力上升缓慢，ICT延迟，射血时间缩短。舒张功能不全时舒张期心室压力下降缓慢，IRT延长。因此，心功能不全越严重，该指标值越大。房室瓣重度反流、重度心功能不全等左房压力显著上升，ICT、IRT缩短，而Tei指数可能会显示为正常。

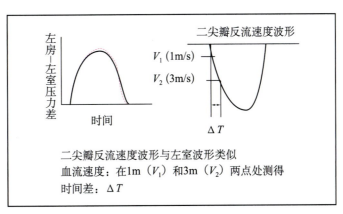

图 3-1-6　dP/dt的测量方法

正常值
左心：0.38±0.04；右心：0.28±0.04

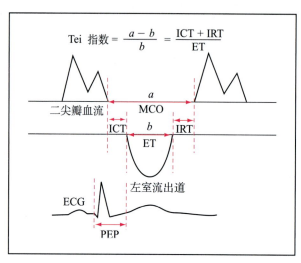

图 3-1-7 Tei指数测量方法
　　　　ICT，等容收缩时间；IRT，等容舒张时间；ET，射血时间；MCO，二尖瓣关闭时间；PEP，射血前期

第二节　舒张功能评价

　　心室舒张功能包括心室松弛性与心室顺应性及与之相互关联的左房功能等。左室松弛性反映的是左室舒张早期功能特性，左室顺应性（左室僵硬度）则主要评价左室舒张末压与左室舒张末期容积之间的关系（图3-2-1、图3-2-2）。

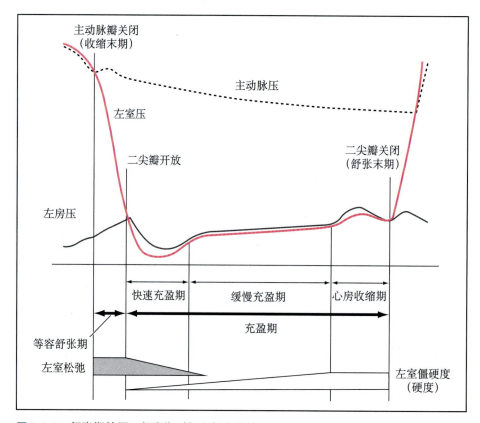

图 3-2-1　舒张期简图：舒张期时相和舒张特性

一、左室舒张末压和左房压

舒张期左房压（LAP）由V波（舒张早期）和A波（舒张末期）组成，左室舒张末压（LVEDP）则是心房收缩后左室的压力。左室舒张末压可在左室内压曲线上（左心导管法），心电图R波顶点对应处测量（正常9～12mmHg；15mmHg以上为异常）。

肺动脉楔压（PCWP）通过右心导管法在肺动脉末端测得，多代替为左房压。因此，平均左房压、平均肺动脉楔压及左室舒张末压不一样（图3-2-3）。

若平均左房压升高，左室舒张末压也上升；但很早就有报道即使左房压正常，左室舒张末压也可以升高（肺动脉楔压与左室舒张末压分离），两者必须严格区分。收缩功能不全和舒张功能不全时左室舒张末期压力均会上升，由于左室舒张末压与左心功能不全的呼吸困难密切相关，因此，左室舒张末压的评价非常重要。

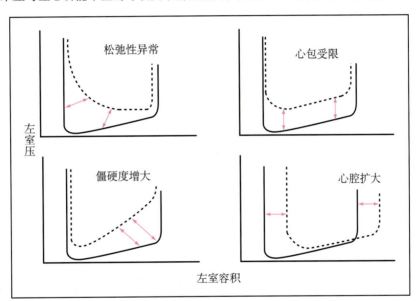

图 3-2-2　舒张功能异常的病理状态

压力-容积曲线的舒张期部分的比较图。通常情况下，随左室舒张末期容积增大，LVEDP上升，但当左室僵硬度增加时，左室舒张末期容积不增大时，LVEDP也会升高

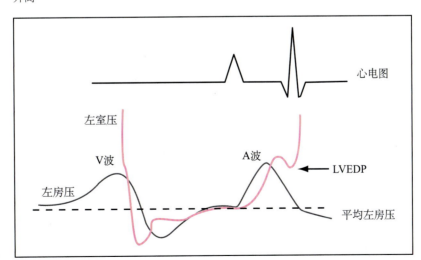

图 3-2-3　舒张期左房压波形

右心导管法测得的平均肺动脉楔压可作为左房压。左室舒张末压是指心房收缩后左室压力，在心电图R波顶点处测量（正常值为9～12mmHg）。由于平均左房压与LVEDP完全在不同的时相测量，平均左房压即使正常，LVEDP也可以异常，此种情况约占30%

二、舒张功能评价

舒张功能评价从二尖瓣血流速度波形分类开始，还包括二尖瓣血流速度波形正常与假性正常的鉴别；心内压估测（平均肺动脉楔压与LVEDP估测）对评估舒张功能非常重要。

1. 左室流入道血流速度波形分类 左室流入道血流速度波形由舒张早期E波和心房收缩期A波两个峰组成，根据血流速度比值（E/A）、舒张期下降时间（DcT）、左室等容舒张时间（IRT）可将左室流入道波形分为3类。

随着舒张功能损害加重，左室流入道波形由正常型、松弛障碍型、假性正常型到限制型变化，临床上可以根据治疗后舒张功能改变类型是否逆转来判断治疗效果（图3-2-4、图3-2-5）。

①正常型

左室血射出后，左室心肌开始松弛，左室压力急速下降。当左室压力低于左房压力时，左房-左室间的压力差导致二尖瓣开放，E波的血流速度、E波的加速度可以反映此阶段的功能。舒张中期左房-左室间压力达到平衡，至心房收缩期左房压力再度高于左室压力，左室流入道血流再次加速，形成A波。

②松弛障碍型

左室心肌受损初期，左室松弛延迟，左室内压力下降率减低，左室压下降时间延长，左房-左室间压力阶差减小，导致IRT延长，E波峰值速度减低；舒张早期左室流入道血流减少，E波DcT延长。为了弥补舒张早期左室流入血流减少，心房收缩增强，致A波增高。E/A < 0.75，DcT > 240ms定义为左室松弛障碍。

③限制型

重度左室舒张功能障碍时，左房压显著上升，左室顺应性下降。左房压的上升，使得左房-左室间压力差增大，IRT缩短，E波速度增高，DcT缩短。由于心房收缩前左室压力上升，心房收缩期左室流入血流减少，导致A波减小。

④假性正常型

左室松弛性下降进一步加重，左房压升高，左房-左室压力差增大，左室顺应性下降，E波速度、E/A、DcT假性正常。虽然平均左房压上升，二尖瓣口血流速度波形还是表现为"正常型"，因此称为"假性正常型"。

舒张期松弛性下降，但出现"假性正常型"充盈，此时与正常型鉴别非常重要。虽然不常见，但出现舒张中期波（二尖瓣L波）时，应报告舒张功能下降。

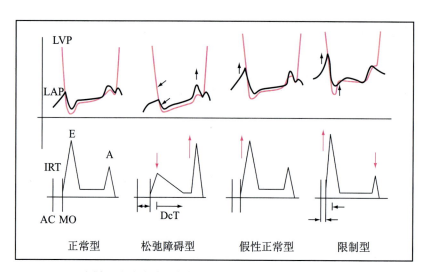

图3-2-4 二尖瓣血流速度波形与舒张期压力变化

正常型、松弛障碍型、假性正常型、限制型等不同类型时二尖瓣血流速度波形与左室-左房压差变化

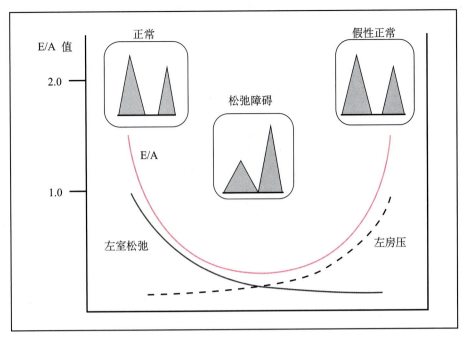

图 3-2-5 二尖瓣口流入血流速度波形 E/A 值的变化
E/A 在舒张功能障碍时呈现 U 字形形态

表 3-2-1 根据二尖瓣口流入血流进行舒张功能障碍分类

	松弛障碍型	正常型	假性正常型	限制型
E/A	<0.75		0.75~1.5	>1.5
DcT (ms)	>240		150~240	<150
IRT (ms)	>90		70~90	<70
LAP (mmHg)	↓至正常	正常	↑	↑↑
LVEDP (mmHg)	正常至↑?	正常	↑	↑↑
病理状态	左房压正常的左室肥大 早期扩张型心肌病 冠状动脉病变 前负荷减少 脱水，肺动脉高压 应用血管扩张药		松弛障碍型向限制型变化	左房压上升 二尖瓣E波增高 限制型变化 缩窄性心包炎 限制型心肌病 广泛急性心肌梗死

注：E/A，二尖瓣血流速度比值；DcT，舒张期下降时间；IRT，等容舒张时间；LAP，左房平均压；LVEDP，左室舒张末压

表 3-2-2 根据二尖瓣口流入血流进行分类（Mayo 诊断）

	松弛障碍型	正常型	假性正常型	限制型
E/A	<1.0	1.0~2.0	1.0~1.5	1.5
DcT (ms)	>240	160~240	160~240	<160
IRT (ms)	>90	70~90	<90	<70

注：为更好、更明确地判断松弛功能障碍，文献多报道以 E/A<0.75，DcT>240ms 为标准

2. 正常与假性正常鉴别（表3-2-7） 年龄变化必须考虑在内。可以根据组织多普勒法二尖瓣瓣环运动速度及左室流入血流传播速度（FPV）来鉴别正常和假性正常（图3-2-6）。另外，舒张中期波（二尖瓣L波），即舒张中期血流速度20cm/s以上前向血流（左房-左室）。左室肥大、心功能低下、左室松弛延迟、左室充盈压升高时均可以见到L波（图3-2-7）。报道显示窦性心律者L波发生率为2%左右，心房颤动时发生率较高。

表 3-2-3　不同年龄组血流速度变化（二尖瓣口流入血流，肺静脉血流）

观察指标	40～49岁	50～59岁	60～69岁	70～79岁
MV：E/A	1.4±0.4	1.2±0.4	1.0±0.3	0.9±0.2
MV：DcT (ms)	205±32	212±24	234±20	240±18
MVAd (ms)	143±12	146±13	149±16	152±14
PV：S/D	1.3±0.3	1.4±0.2	1.6±0.4	1.7±0.6
PVAd (ms)	120±13	124±16	127±12	130±14

注：MV，二尖瓣口流入血流速度；E/A，E波/A波；DcT，下降时间；MVAd，二尖瓣口流入血流A波持续时间；PV，肺静脉血流速度；S/D，S波/D波；PVAd，肺静脉血流A波持续时间

表 3-2-4　不同年龄组组织多普勒法获得的二尖瓣环运动速度（瓣环部侧壁侧）

观察指标	40～49岁	50～59岁	60～69岁	70～79岁
E'_L (cm/s)	15±3	12±3	11±3	9±4
A'_L (cm/s)	12±2	12±3	13±5	15±4
E/E'_L	5.4±1.2	5.7±1.6	6.8±1.8	7.6±1.6

注：E'_L，E'侧壁；A'_L，A'侧壁

表 3-2-5　不同年龄组组织多普勒法获得的二尖瓣环运动速度（瓣环部间隔侧）

观察指标	40～49岁	50～59岁	60～69岁	70～79岁
E'_S (cm/s)	10±3	9±3	8±2	7±2
A'_S (cm/s)	10±2	11±2	11±2	12±3
E/E'_S	7.4±2.2	8.2±2.6	9.2±3.4	10.5±3.2

注：E'_S，E'间隔侧；A'_S，A'间隔侧

表 3-2-6　不同年龄组二尖瓣流入道血流传播速度

观察指标	40～49岁	50～59岁	60～69岁	70～79岁
FPV (cm/s)	58±6	56±8	50±6	48±6
E/FPV	1.1±0.3	1.2±0.3	1.4±0.2	1.4±0.3

表 3-2-7　假性正常波形与正常波形的鉴别

	"假性正常"的标准
二尖瓣流入道血流传播速度（FPV）	FPV：＜45cm/s E/FPV＞2
组织多普勒法二尖瓣环运动速度	间隔侧：E'＜8cm/s，或E/E'＞10 侧壁侧：E'＜10cm/s，或E/E'＞8
二尖瓣口血流Valsalva负荷	E/A＜1和A波增高

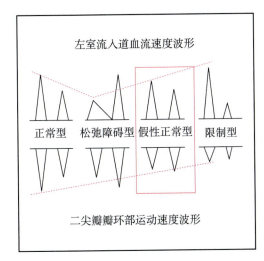

图 3-2-6　左室舒张功能评价方法

组织多普勒法二尖瓣环运动速度波形可以鉴别正常和假性正常。假性正常时，E′＜8（间隔侧），E′/A′＜1.0

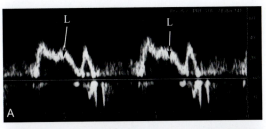
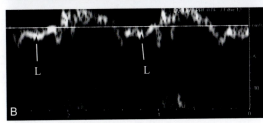

图 3-2-7　舒张中期波（二尖瓣 L 波）

舒张中期大于 20cm/s 的前向血流称为舒张中期波，由左室松弛性下降、左房压上升导致。组织多普勒法二尖瓣环运动波形中也可以见到舒张中期波

3．心内压测定（表 3-2-8）　如前所述，即使平均左房压（平均肺动脉楔压）正常，左室舒张末期压力也可以上升，因此，必须区别平均左房压（平均肺动脉楔压）和左室舒张末压。另外，一般心腔都有扩大，但肥厚型心肌病时心腔可以不大，心房功能可以正常。

① 平均肺动脉楔压（平均左房压）的估测

有报道二尖瓣口流入血流 E 波（慢性心功能不全）、肺静脉血流 D 波（急性心肌梗死）时 DcT 估测平均左房压的应用价值较大。根据组织多普勒法二尖瓣环运动速度判定平均左房压时需注意年龄变化和取样部位的不同（图 3-2-8）。二尖瓣口流入血流传播速度（FPV）更有价值（图 3-2-9、图 3-2-10）。

表 3-2-8　心内压的评价

	测量部位	对象	准确性
平均肺动脉楔压（平均左房压）	二尖瓣口血流： E 波：DcT	陈旧性心肌梗死 LVEF：35% 以下	$r = 0.90$；$P < 0.001$ DcT＜120ms 并 PCWP 20mmHg 以上 敏感度：100%，特异度：99%
	肺静脉血流： D 波：DcT	急性心肌梗死	$r = 0.89$；$P < 0.01$ DcT＜160ms 并 PCWP 18mmHg 以上 敏感度：97%，特异度：96%
	二尖瓣环运动速度 E/Ea（侧壁侧）（图 3-2-7）	扩大的心脏	$r = 0.87$；$P < 0.001$ E/E′＞15 PCWP：15mmHg 以上 E/E′＜10 PCWP：10mmHg 以下
	二尖瓣流入道血流传播速度： E/FPV（图 3-2-8）	扩大和正常的心脏	$r = 0.80$；$P < 0.001$
	（E − Vp）（图 3-2-9）	扩大和正常的心脏	$r = 0.83$；$P < 0.001$
左室舒张末压	PVAd − MAd（图 3-2-12、图 3-2-13）	扩大的心脏	$r = 0.76$；$P < 0.001$

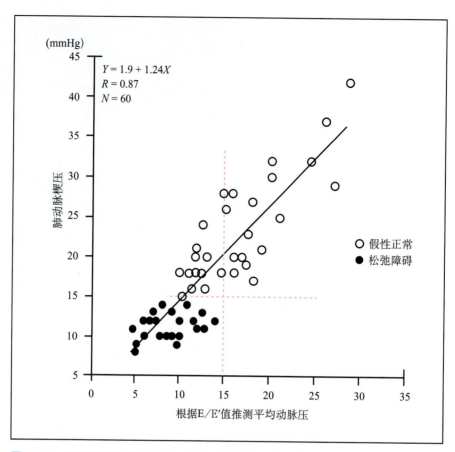

图3-2-8 平均肺动脉楔压估测：根据二尖瓣环运动速度波形

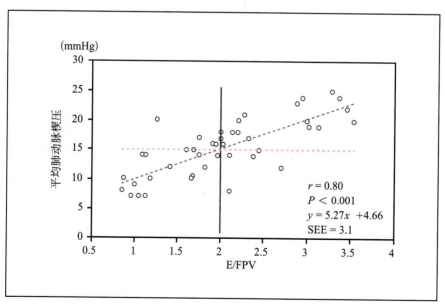

图3-2-9 平均肺动脉楔压估测：根据二尖瓣口流入血流传播速度（FPV）

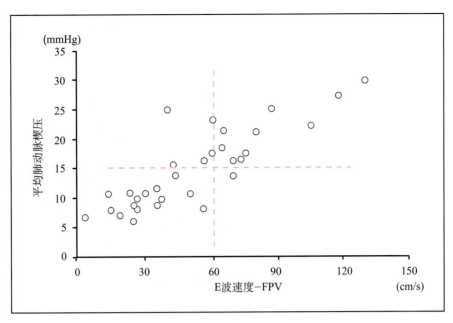

图 3-2-10　平均肺动脉楔压估测：根据二尖瓣血流速度波形

②左室舒张末压（LVEDP）的估测

LVEDP是评估心脏功能不全的重要指标，因此，估测LVEDP须慎重。LVEDP上升后，左房压和左室压交叉点移位，导致二尖瓣口流入血流A波持续时间（MAd）较肺静脉血流A波持续时间（PVAd）缩短，据此可以估测左室舒张末压（PVAd−MAd）（图3-2-11～图3-2-14）。心房收缩波（二尖瓣口流入血流A波）的传播速度也可以作为一个指标来评估LVEDP。

4. 负荷试验　Valsalva负荷试验是指胸腔压力上升后静脉回流减少，使前负荷减轻；下肢上举试验（下半身正压负荷试验）使得静脉回流增多导致前负荷增加（图3-2-15、图3-2-16）。Valsalva动作后二尖瓣口血流速度波形变化，可以用来区分"正常"和"假性正常"充盈，也可以评价限制型充盈（图3-2-15）。二尖瓣口流入血流波形舒张中期波（L波）据报道也可以应用负荷试验来评价。

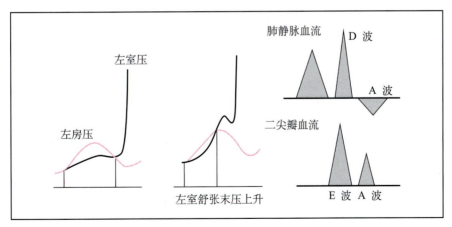

图 3-2-11　左室舒张末压（LVEDP）上升时左房和左室的压力变化

　　肺静脉A波持续时间（PVAd）延长，二尖瓣流入血流A波持续时间（MAd）缩短。
　　PVAd−MAd＞0时，提示LVEDP上升

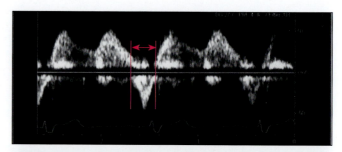

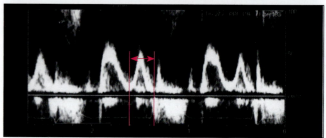

图 3-2-12 肺静脉血流和二尖瓣血流速度波形 A 波时间
PVAd ＝ 160ms；MAd ＝ 140ms；PVAd － MAd ＝ 20ms；表明 LVEDP 上升

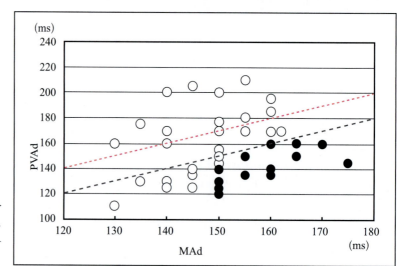

图 3-2-13 PVAd 和 MAd 分布图
松弛障碍的病例（E/A ＜ 0.75，DcT ＞ 240ms）（●）。（PVAd － MAd）差值为负值时，左室舒张末压可能升高。红点线：PVAd － MAd ＞ 20ms，黑点线：PVAd ＝ MAd

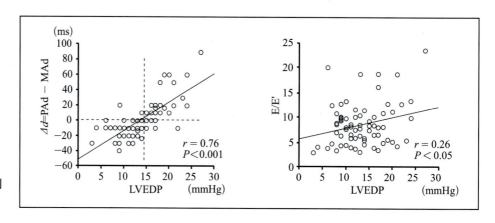

图 3-2-14 LVEDP 估测
Δd 和 E/E' 比较

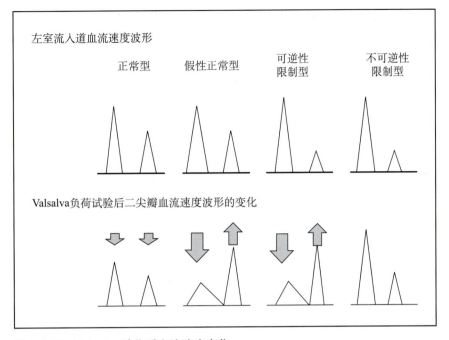

图 3-2-15　Valsalva 动作后血流速度变化

该方法在诊断"假性正常型"和评价"限制型"充盈时使用

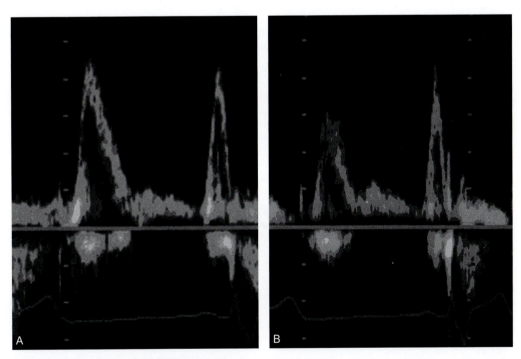

图 3-2-16　Valsalva 负荷试验的血流变化

Valsalva 负荷试验，E 波下降较多，A 波有些增高（B）。通过与 Valsalva 负荷试验之前的二尖瓣血流速度波形比较，可以诊断假性充盈正常（A）

三、如何进行舒张功能评价

评价左室舒张功能时，有报道应综合运用血流及组织多普勒法进行诊断（图3-2-17）。任何指标均随年龄变化，不能极端地根据单纯左房和左室在舒张期的压力差进行舒张功能的评估。

舒张功能评价的程序为：从二尖瓣口流入血流"正常型"与"假性正常型"的鉴别开始，平均肺动脉楔压（平均左房压）与左室舒张末压（LVEDP）的估测很重要。舒张功能障碍发生较久后，有必要强调左房容积的估测（图3-2-18）。另外，欧洲心脏学会报告认为血清BNP值可以帮助诊断扩张型心功能不全，重复性较好（图3-2-19）。

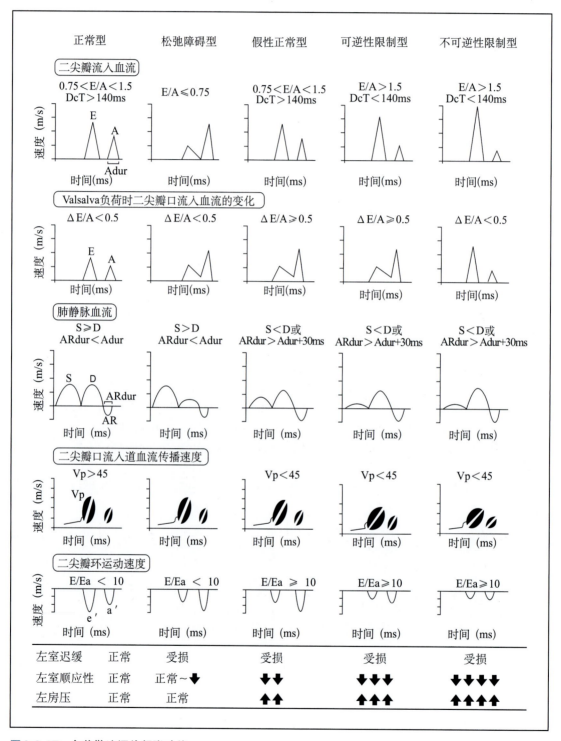

图3-2-17　多普勒法评价舒张功能

E/A：二尖瓣血流舒张早期峰值（E）与心房收缩期峰值（A）比值；DcT：E峰下降时间；ΔE/A：Valsalva动作后E/A值变化；S：肺静脉收缩期峰值速度；D：肺静脉舒张期峰值速度；ARdur：肺静脉心房收缩时峰值持续时间；Adur：二尖瓣血流A峰持续时间；Vp：二尖瓣口流入道血流传播速度；Ea：二尖瓣环运动速度

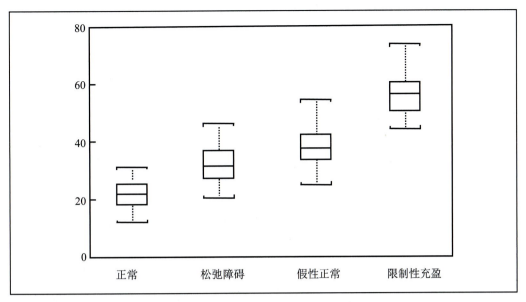

图 3-2-18 舒张功能障碍与左房容积
有报道根据左房容积系数评价左室舒张功能障碍

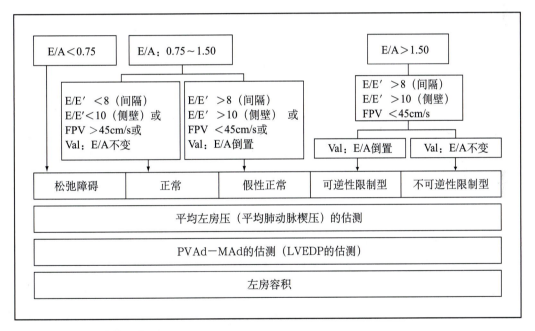

图 3-2-19 舒张功能评价程序
二尖瓣口流入血流速度波形分类，心内压（左房平均压和 LVEDP）估测和左房容积计算

第 4 章

心内异物鉴别与伪像

第一节 心脏内外应该鉴别的正常与异常图像

超声检查根据画面所显示的切面图像或多普勒信号判断正常与异常,对检查者的技术与经验及知识要求较高。

在画面中见到异常结构、异常血流时,必须判断是否为检查者不熟悉的正常结构,或者是否为实际上并不存在的虚像(伪像)。

一、心腔内出现的异常回声的鉴别

正常心腔内除了瓣膜、间隔之外,也可能存在很像异常结构的正常结构(图4-1-1、表4-1-1)。为了显示心脏后面的异常回声,应该尽量加大扫描深度(图4-1-2)。

1.**心室内结构** 有时右室内会清晰地显示较粗的肌束、调节束,有可能被误认为是室间隔肥厚。先天性心脏病中压力负荷、容量负荷进行性加重的病例中,心尖部可以显示出块状的发达肉柱。左室内假腱索也必须注意。

2.**心房内结构** 从房室瓣环部到心房内,可能显示胎生期残留物呈条索状或板状的构造,也可能显示大血管呈异常的管腔样回声(图4-1-3)。有时希阿里网会被误诊为右房内肿瘤或条索状血栓(图4-1-4)。必须注意心房内及其附近的冠状静脉窦、降主动脉及右肺动脉的管腔样回声(图4-1-6)。

3.**心内置入物** 起搏器电极、中心静脉插管、肺动脉导管等都可以被显示出来。

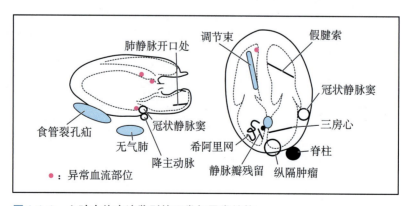

图4-1-1 心脏内外应该鉴别的正常与异常结构

必须注意心房内的纤维状回声、盘样回声、心房内外的管腔样回声。心脏后面的异常回声也要注意

表 4-1-1 心脏内外异常回声的鉴别

	正常组织	异常组织
右室	调节束，间隔带，肌束	
右房	下腔静脉瓣残留（Eustachian valve）	下腔静脉起源的血栓，肿瘤
	冠状静脉窦瓣残留（Thebesian valve）	导管附着的血栓，赘生物
	希阿里网（Chiari network）	
	房间隔，三尖瓣环部脂肪沉积（lipomatous hypertrophy）	
	电极导管，中心静脉导管	
左室	假腱索，肌束	左室致密化不全
左房	冠状静脉窦，肺静脉开口处	冠状静脉窦扩张
	降主动脉	左上腔静脉残留（PLSVC）
	食管（裂孔疝）	瓣环部脓肿
	椎骨	左回旋支冠状动脉瘤
		异常中隔：三房心
		纵隔肿瘤
		浸润性恶性肿瘤

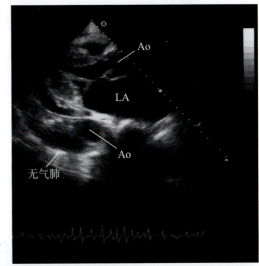

图 4-1-2 鉴别心脏内外的正常、异常图像的记录方法
切面图像显示深度应该尽可能的大，以确认心脏后方有无异常。确认降主动脉，并检查有无食管裂孔疝、无气肺

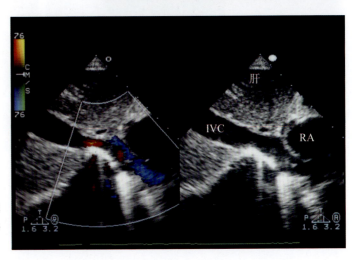

图 4-1-3 下腔静脉开口处的残留静脉瓣
右房内线状或中隔样回声，需确认其附着部位。本例起始于下腔静脉吻合部，有时也会使右房呈三房心模样

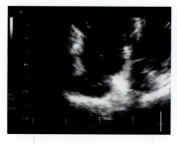
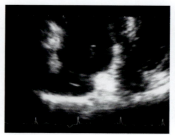
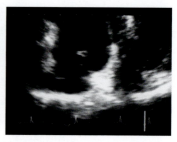

图 4-1-4　希阿里网

呈网状、条索状回声，粗细不等，有必要与条索状血栓进行鉴别。必须确认其附着部位，还需要详细观察肝静脉或下腔静脉

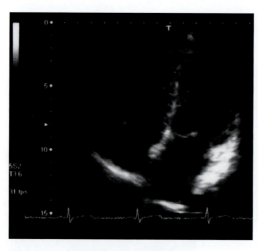
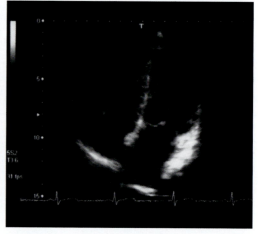

图 4-1-5　房间隔内的脂肪沉着

呈肿瘤样回声的正常组织，好发于房间隔，出现在卵圆窝以外的部位，呈哑铃状。据说多合并有房间隔瘤

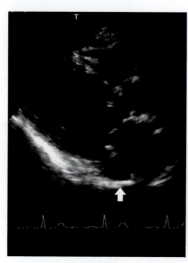
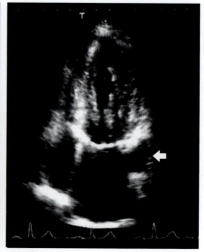

图 4-1-6　冠状静脉窦

房室瓣环的心房一侧可见圆形管腔回声（➡）。因为多合并有残留左上腔静脉，必须予以注意。应该通过左上肢注入对比剂进行确认

二、异常结构

当观察到块状或条索状回声时，根据发生部位、性状、大小、活动性及其他心脏所见，参考基础疾病及临床资料，逐步进行与肿瘤、血栓、感染性心内膜炎病变等的鉴别。

有时特别有必要进行肿瘤与血栓的鉴别及与伪像的鉴别。

三、异常血流

有时在彩色多普勒检查中可能在意想不到的部位显示异常血流。应该在彩色多普勒所见异常血流部位设定采样容积位置，用脉冲多普勒法记录血流波形，并检查收缩期或舒张期血流波形的形态等。

此外，在人工瓣膜病例，由于人工瓣的反射可显示伪反流信号，用脉冲多普勒法显示血流波形可以鉴别。必须注意主动脉瓣正下方、左室后壁（二尖瓣后叶下方）及右室心尖部的冠状动脉瘘的血流，房间隔缺损（微小分流）等异常（图4-1-1）。

第二节　伪　　像

伪像可以分为两大类：①在超声波入射声束方向上出现的伪像；②在与强超声反射体同一圆弧上出现的伪像。

前一种情况呈异物状显示，可以通过调整图像的显示深度、进行M型扫描等予以鉴别。后一种情况，强超声反射体附近的异常被掩盖，可能被漏诊。

主要伪像

1. **多重反射**　超声波在探头与强反射体之间来回反射而产生的虚像，通常在原有回声整数倍的位置上显示出虚像，有时也可能出现在实像的前方。将显示深度加深后消失，在M模式扫描时出现轮胎印迹状回声。多由人工瓣或心外膜引起（图4-2-1）。

2. **声影**　如果在超声波入射方向存在强反射体，垂直入射的超声波声束受到强反射，使该反射体后方成为无回声区域。肋骨、胸骨、钙化组织及狭窄瓣、人工瓣等容易造成声影（图4-2-2）。

3. **镜像反射**　当存在横膈膜、心包膜、主动脉壁之类面状的强反射体时，被面状强反射体反射、偏折回来的超声波照射到其他的反射体，然后被探头接收造成镜像反射。面状强反射体上方的反射体被对称性地显示在其下方（图4-2-3）。

4. **旁瓣**　超声探头发射的声束不是线状，而是有一定厚度。声束强度以中心部最强（主瓣），可记录本来的物体的回声。偏离声束中心的倾斜方向也有一定程度的声束散乱照射，虽然声束中心并不指向该处，但有时也能检出回声，这被称为旁瓣（副瓣）（图4-2-4）。

5. **回声失落**　断层回声图像的强度，随着反射体声阻抗的差异程度而变化。即使同一性质的组织，入射的超声声束呈直角时，产生强回声，接近平行时回声减弱。特别是房间隔部常被误认为房间隔缺损（ASD），有必要变换切面进行观察。

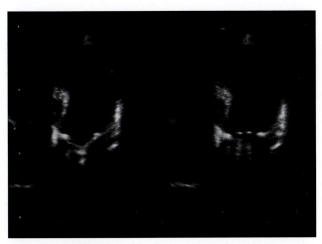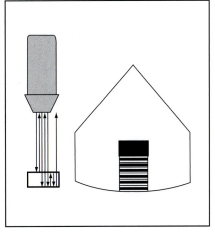

图4-2-1　多重反射
　　由于超声波强反射体人工瓣（二尖瓣部位机械瓣）的影响，左房内出现多重回声，左房内的回声被掩盖

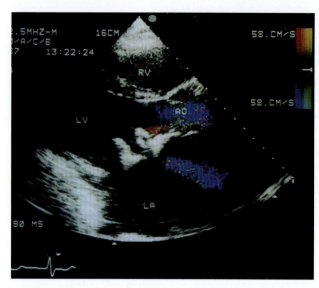 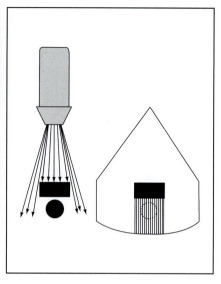

图 4-2-2 声影
由于人工瓣膜、人工瓣环的影响，左房内的结构及血流信号被遮蔽

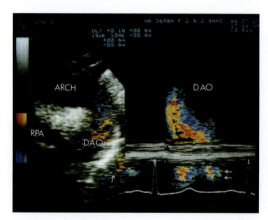 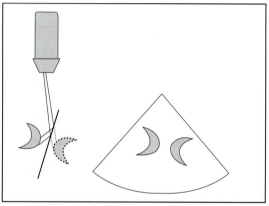

图 4-2-3 镜像反射
主动脉壁作为声反射面，使降主动脉血流形成镜像回声，在主动脉外侧出现血流信号

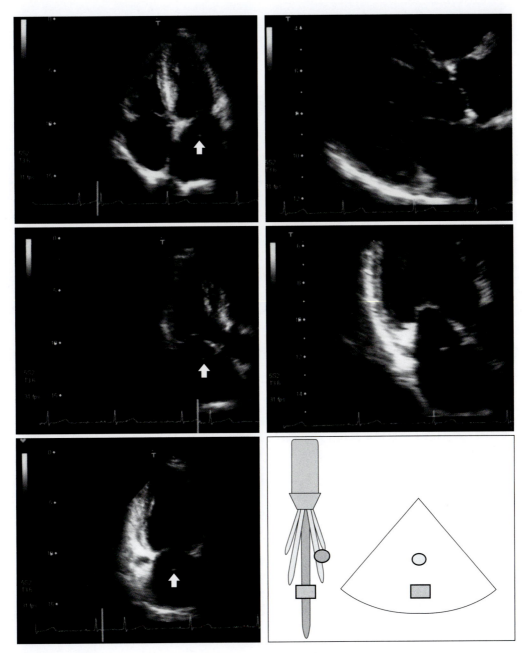

图 4-2-4 旁瓣

左房内可见边缘较清晰的回声（➡）。虽然有血栓、赘生物的可能性，但也有可能是伪像。然而，该图像对应的声束方向上未见到能产生伪像的强反射实体。旋转探头，主动脉瓣环部可见强钙化灶，遂考虑左房内异常回声是瓣环部钙化灶的旁瓣

第 5 章

心脏各种疾病的超声表现

第一节 瓣膜疾病

瓣膜病评价需要判断瓣膜狭窄及反流情况：①是否存在（部位）；②原因；③瓣膜狭窄及反流严重程度；④治疗方案。

作为特殊治疗方法，除了置换瓣术，瓣膜成形术也备受关注。检查时需获取对确定手术方式和选择手术时机有用的信息。

一、生理性瓣膜反流

正常青年人可以看到二尖瓣反流，且比主动脉瓣反流常见。高龄者主动脉瓣反流是随年龄增长，主动脉瓣、主动脉瓣环及主动脉退行性变所致。这种随年龄的变化而发生的变化属生理现象。有学者对此称为生理性反流持不同意见（图5-1-1）。二尖瓣生理性反流的诊断要点：①反流喷射面积小；②无左房、左室扩大；③二尖瓣形态无异常；④二尖瓣反流仅限收缩早期。

二、反流评价

1. **半定量评价方法** 可根据彩色多普勒法瓣膜反流信号到达的距离和面积的计算判断反流程度，但根据反

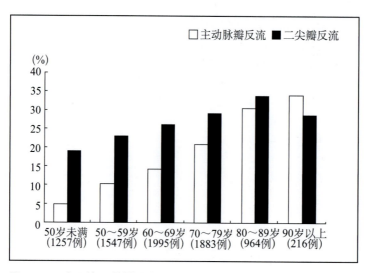

图 5-1-1 生理性二尖瓣反流

流信号的范围进行定量诊断，价值有限（图5-1-2）。半定量的评价指标有：彩色多普勒法的反流面积比、血流会聚、射流束宽度、邻近大血管的血流方向异常等（图5-1-3）。以上指标可能判别出轻度和重度反流。轻度以上的病例由PISA法或者根据容量计算法进行定量评价（血流会聚、反流率、反流瓣口面积）。以上是对瓣膜反流疾病的基本评价（表5-1-1、表5-1-2）。

2. 定量评价方法　容量计算法和PISA法，可以算出反流量、反流率、反流瓣口面积。

①容量计算法（图5-1-4）

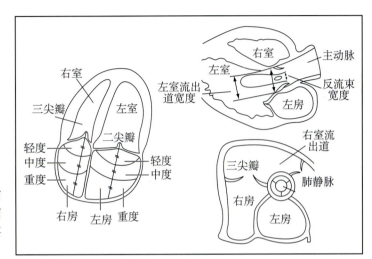

图 5-1-2　瓣膜反流半定量评价法

根据彩色多普勒法反流信号到达的距离及所占面积判断反流严重程度。超声频率、增益、滤波、切面的选择可以有很大不同。对于中度以上的反流有必要采用定量评价法

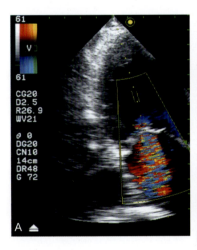

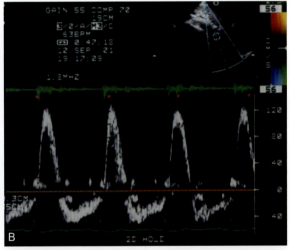

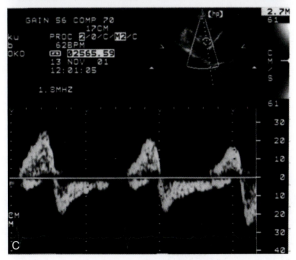

图 5-1-3　瓣膜反流半定量评价法

二尖瓣反流血流会聚（A），腹主动脉血流舒张期反向波（B）及肝静脉收缩期反向血流（C），分别提示重度二尖瓣反流、主动脉瓣反流及三尖瓣反流

表 5-1-1 瓣膜反流的评价方法

```
半定量评价法
彩色多普勒法
    反流信号：到达距离，绝对面积，相对面积
    反流信号：宽度（绝对值，相对值）
    血流会聚，射流束宽度
脉冲波、连续波多普勒法
    主动脉瓣反流：PHT缩短
    邻近大血管血流方向异常
```

```
定量评价法
容量计算法，PISA法
    反流量，反流率，反流瓣口面积的计算
```

表 5-1-2 半定量评价方法观察指标（重度瓣膜反流）

	主动脉瓣反流	二尖瓣反流	三尖瓣反流
彩色多普勒法			
反流信号			
反流面积	（−）	$>8cm^2$	（−）
反流面积/心房面积	（−）	$>40\%$	50%
反流束宽度/流出道内径比	$>60\%$	（−）	（−）
反流面积/流出道面积	$>60\%$	（−）	（−）
射流束宽度	$>0.6cm$	$>0.7cm$	
血流会聚	（＋）	（＋）	（＋）
脉冲波、连续波多普勒法			
反流血流束波形（PHT）	$<250ms$	（−）	（−）
邻近大血管血流	腹部大血管	肺静脉	肝静脉
	全舒张期反向血流	全收缩期反向血流	收缩期反向血流

利用左室长轴切面，心尖部四腔、两腔、三腔切面可以计算出流入左室的血流量和流出左室的血流量，从中寻找计算反流量、反流率的方法。

② PISA法（图5-1-5，图5-1-6）：血流在流动过程中产生狭窄，血流束走向狭窄口时一边加速一边收敛，到狭窄口附近达最大血流速度。该血流显示为层流，形成匀速的半球面，这就是近端等速度面（proximal isovelocity surface area，PISA）。二尖瓣反流中，根据左室通过二尖瓣瓣口的反流流速大小计算反流量。朝向反流瓣口的血流会聚（血流速度：V_r）面需呈半球状。调节彩色多普勒的基线，使半球呈最大面积，测量半径（r）。

以下是根据PISA法计算反流量的公式：

```
PISA血流（瞬间反流量）＝二尖瓣反流
2πr² × Vr ＝ ERO（有效反流口面积）× MR V
ERO ＝ (6.28 × r² × Vr) / MR V
MR regur（反流量）＝ ERO × MR TVI ＝ (6.28 × r² × Vr × MR TVI) / MR V
```

计算之前需使反流会聚区为半球状。计算前应精细设置速度标尺的基线位移（20～40cm/s最好。使高速血流呈扁平状，低速血流呈纺锤状）。

反流束的方向偏移时不要过分矫正角度，用简单的PISA法（用反流时间速度积分值/最大流速比＝1/3.25来计算）。于收缩中期测量半径（r），转换成彩色M型超声测量更好（图5-1-7）。但是彩色M型超声测量的不一定是收缩中期最大径（缺血性二尖瓣反流，收缩初期到末期半径逐渐增大，收缩中期不一定是最大的）。

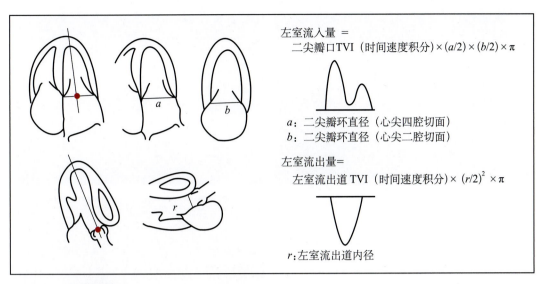

图 5-1-4 容量计算法
左室流入量和流出量相减得出反流量,计算反流率

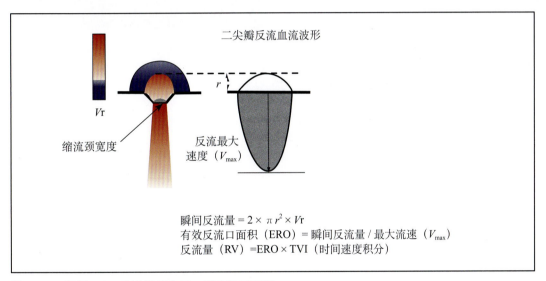

图 5-1-5 根据PISA法计算反流量、反流瓣口面积
反流瓣口的正上方形成的等速度面其通过的血流率与反流口处的血流率等同,所以根据PISA法的表面积和血流束,可以算出反流瓣口面积和反流量

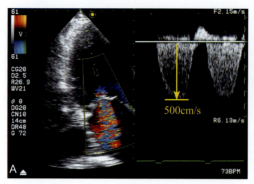 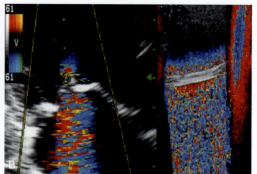 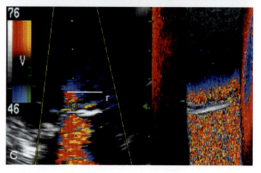

$r = 0.8\text{cm}$, $V\text{r} = 46\text{cm/s}$
MR：$V_{\max} = 500\text{cm/s}$，TVI $= 180\text{cm}$
ERO：$6.28 \times 0.8^2 \times 46/500 = 0.80\text{cm}^2$
RV $= 0.80 \times 180 = 144\text{ml}$

图 5-1-6　根据 PISA 法计算二尖瓣反流

A. 二尖瓣反流切面图：从反流部位可以看到血流会聚，但不是理想的半球形。根据连续多普勒法可以测出二尖瓣反流的最大血流速度（V）：500cm/s，时间速度积分值（TVI）：180cm

B. 把血流速度标尺从 61/61 调至 76/46，血流会聚呈半球形。基线下方速度（Vr）设置为：46cm/s

C. 反流部位扩大：基线下方速度（Vr）设置为 46cm/s。血流会聚部位呈圆形。由彩色 M 型超声测量出收缩中期半径（$r = 0.8\text{cm}$），彩色切面图像上也可以测量半径

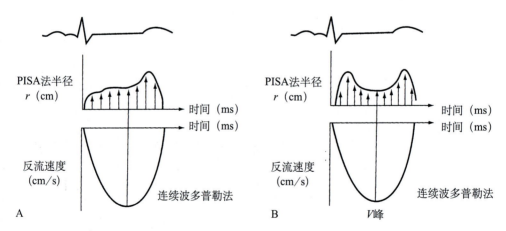

图 5-1-7　反流束波形的彩色 M 型

本例是缺血性二尖瓣反流，反流束不一定于收缩中期是最大径。腱索断裂和二尖瓣脱垂的病例中，由于左室壁和瓣膜病变，血流会聚处变成扇形，圆球形的假设不成立。经胸壁矫正角度有困难

A. 二尖瓣脱垂病例；B. 缺血性二尖瓣反流病例

三、瓣膜狭窄疾病的评价

瓣口压差和狭窄瓣口面积为瓣膜狭窄评价的重要指标。

1. **跨瓣压差** 将通过瓣口的血流速度代入伯努利方程式（$P = 4 \times V^2$），描绘出跨瓣压差曲线，计算跨瓣压差。可以计算出最大跨瓣压差和平均跨瓣压差，但只有与心脏导管所获得的瞬时压差做对比，才能更好地理解跨瓣压差的意义。因为瓣膜狭窄疾病的治疗方针多数由跨瓣压差决定，所以有必要注意瓣口血流的记录方法和对结果的合理诠释（图5-1-8）。

2. **瓣口面积**

①切面法：根据主动脉瓣、二尖瓣的短轴切面计算面积时，必须采用标准短轴切面，主动脉瓣狭窄是指瓣膜形态呈穹窿样，1~2mm的切面差别，也会影响瓣口面积的计算。

二尖瓣狭窄病例，必须采用标准的左室长轴和短轴切面，通过描计算出瓣口面积。

②连续方程法：根据质量守恒原理，通过主动脉瓣的血流量与通过左室流出道的血流量是相等的。根据左室流出道的输出量和瓣口通过量可以算出瓣口面积。同样，假设左室流出道的输出量和左室流入量相等，也可以计算出二尖瓣狭窄的瓣口面积（图5-1-9）。

③压差减半时间（pressure half time，PHT）法：心脏导管检查获得的舒张期跨瓣压差曲线中，可测得最大跨瓣压差减半时间（图5-1-10，图5-1-11）。这种计算需利用二尖瓣狭窄的舒张期流入血流和主动脉瓣反流的舒张期血流。可根据简化伯努利方程计算：

$$(V_{PHT})^2 = 1/2 \times (V_{max})^2 ; \quad V_{PHT} = 0.7 \times V_{max}$$

根据多普勒法得出的血流波形的PHT，相当于最大血流速度乘以0.7的时间。二尖瓣反流血流下降时间为DcT，根据经验，PHT = 0.29 × DcT 关系成立。

MVA（二尖瓣口面积）= 220/PHT，在临床广泛应用，但不得不考虑各种各样的应用条件（图5-1-10）。也有根据左室和主动脉的跨瓣压差，推断出主动脉反流程度（图5-1-11）。

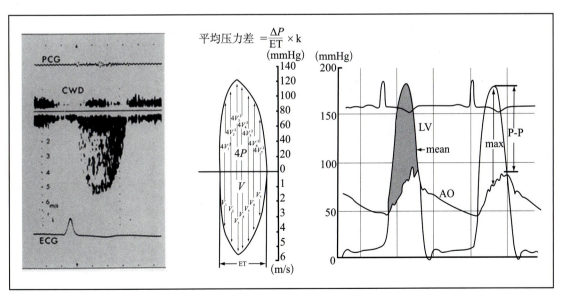

图 5-1-8　血流和压力波形的比较：主动脉瓣狭窄

把瞬时血流速度代入简化伯努利方程式求出最大压差。血流速度波形描计后得出平均跨瓣压差与心脏导管法测压相关性高。通过心脏导管法获得的峰-峰跨瓣压差，从多普勒血流速度波形无法得出

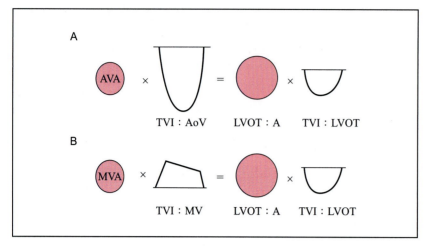

图 5-1-9 瓣口面积（连续方程）计算法

主动脉瓣口（A）、二尖瓣口（B）面积的计算方法。AVA：主动脉瓣口面积；TVI：AoV：主动脉瓣口时间速度积分；LVOT：A：左室流出道横截面积；TVI：LVOT：左室流出道时间速度积分；MVA：二尖瓣口面积；TVI：MV：二尖瓣时间速度积分

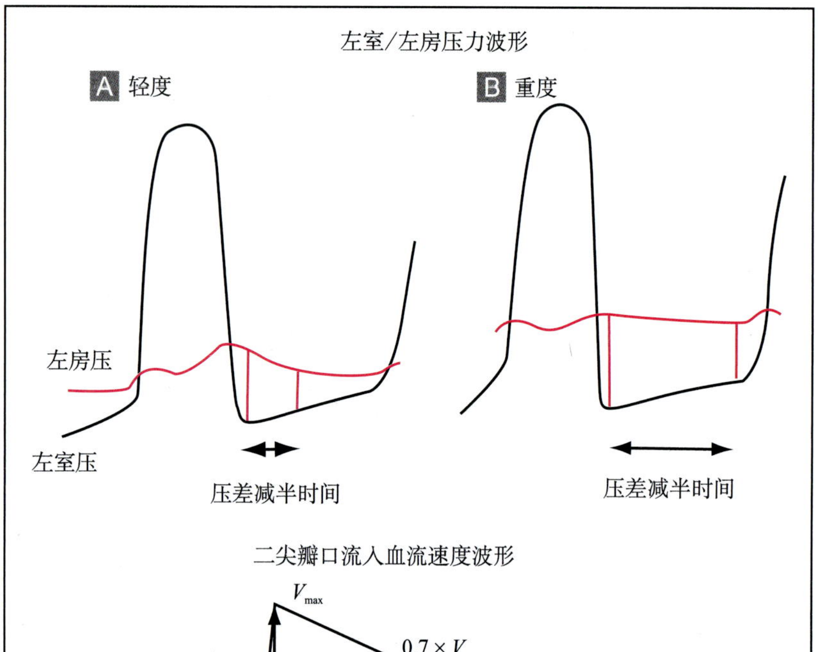

图 5-1-10 压差减半时间和压力波形的比较：二尖瓣狭窄

左室和左房的跨瓣压差达到最大速度的 1/2 时需要的时间，称为压差减半时间（PHT）。重度狭窄时 PHT 延长

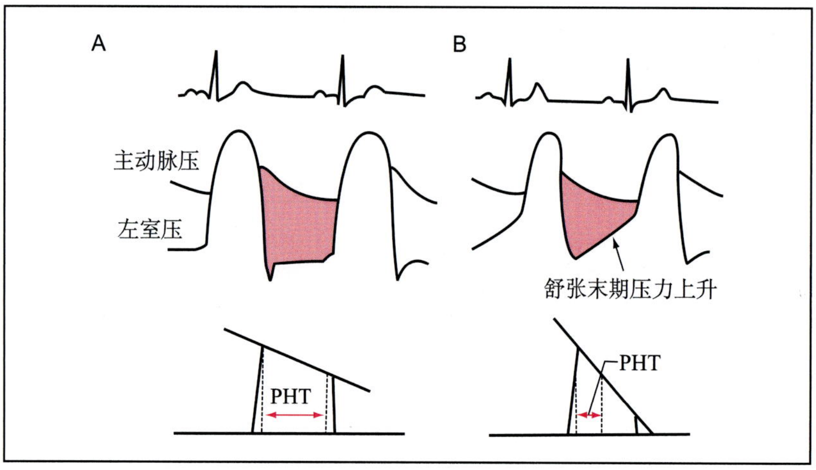

图 5-1-11 压差减半时间和压力波形的比较：主动脉瓣反流

主动脉瓣关闭不全的代偿期（A）和急性主动脉瓣关闭不全时（B）心内压和主动脉瓣反流速度的比较。急性主动脉瓣关闭不全时，因左室顺应性减低，左室舒张末压急剧上升，所以舒张期跨瓣压差的斜度陡峭，PHT 缩短

【主动脉瓣狭窄】

一、病因

退行性变（瓣尖、瓣根部）、炎症性（风湿热、放射线治疗）、先天性（二瓣化）等，平均寿命高龄化的同时退行性变逐渐增加。

高龄者的主动脉瓣狭窄的杂音与二尖瓣反流的杂音容易混淆，应该注意。

二、主动脉瓣二叶瓣畸形

尸检发现的发生率达1%～2%，超声检查报告为0.5%左右。两个瓣大小不等，未分开的瓣叶可见嵴。因为瓣叶形态异常，瓣叶负担较重，随着年龄增长，瓣尖及瓣叶交界处有器质性变化。

二叶瓣畸形有前后类型（anterior-posterior cusps）和左右类型（right-left cusps），据报道，前后类型的瓣膜狭窄出现早。在大动脉短轴切面上可以看出二叶瓣的附着点和嵴，退行性变严重时与风湿性二叶瓣畸形的鉴别有些困难（图5-1-12、图5-1-13）。

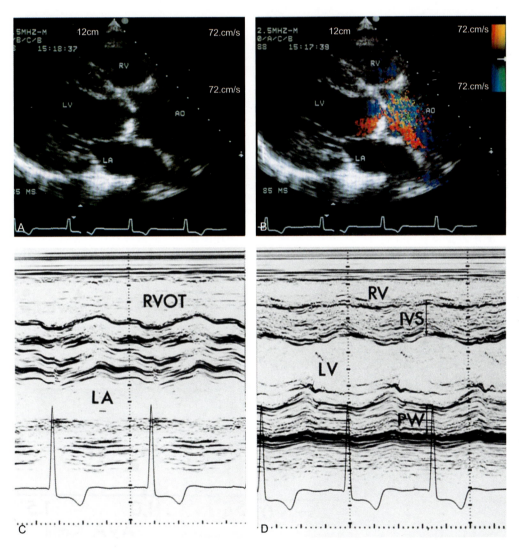

图5-1-12　主动脉瓣狭窄（风湿性）

　　主动脉瓣开放受限（呈穹窿样），瓣尖融合。由于压力负荷增加，可见到对称性心肌肥厚。瓣口狭窄严重时很难辨别出是二叶瓣还是三叶瓣

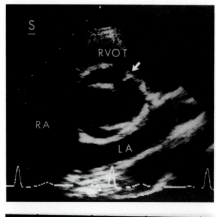
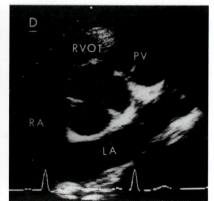
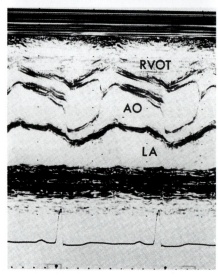

图 5-1-13 主动脉瓣二叶瓣畸形
　　大动脉短轴切面观察瓣尖，可以看到前后或者左右开放和关闭的瓣尖，还有嵴（箭头处）。有时也会合并主动脉缩窄，必要时还应该扫查腹部大血管

三、瓣膜狭窄的血流速度测定和评价

　　1. **血流速度测定**　主动脉瓣口血流的测定原则上由心尖切面测得，但鼓励多切面测量（图5-1-14）。以主动脉瓣二叶瓣畸形为例，升主动脉的增宽，使得由心尖部测定狭窄处的血流比较困难。升主动脉凸向胸骨右缘时，可尝试在胸骨右缘高位肋间扫查（图5-1-15）。

　　2. **左室流出道取样部位**　将取样容积置于显示狭窄瓣口血流加速的部位，记录血流速度波形。根据彩色多普勒确认血流速度，可取主动脉瓣下1cm处的位置记录左室流出道的血流（图5-1-16）。

　　3. **血流速度波形评价**　血流速度波形图可显示最大跨瓣压差、平均跨瓣压差、最大血流速度、平均血流速度（图5-1-17）。把平均血流速度代入 $P = 4 \times V^2$ 并不是平均跨瓣压差。最好通过下列公式计算：平均跨瓣压差 = 0.6 × 最大跨瓣压差。

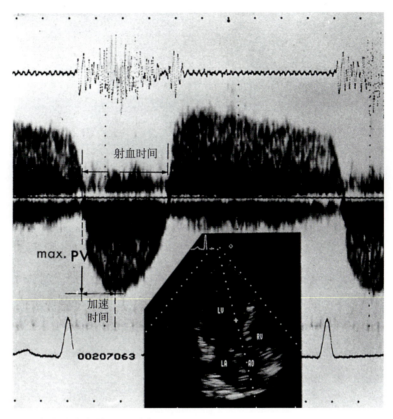

图 5-1-14 主动脉瓣狭窄的血流测定

主动脉瓣狭窄血流速度测量通常采用心尖切面，但最好多切面测定。在跨瓣压差增大的同时，主动脉瓣狭窄的血流速度波形峰值向后方移位。比较同时应用最大血流速度和加速时间/射血时间比值（AT/ET）判断狭窄程度时，根据 AT/ET 较根据最大血流速度判定的主动脉瓣狭窄程度更严重

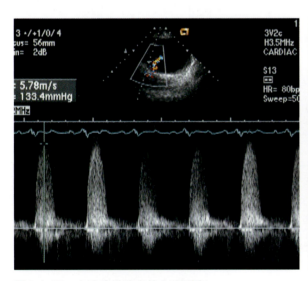 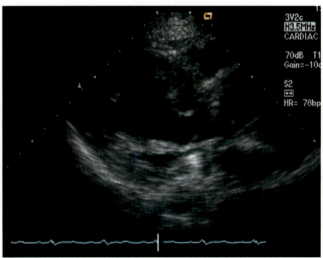

图 5-1-15 主动脉瓣狭窄的血流测定

主动脉瓣二叶瓣畸形引起的主动脉瓣狭窄，可以看到瓣上扩大。从心尖部可以测得快速血流速度，在胸骨右缘第二肋间获得血流速度波形。心尖部测不到时，需要右侧卧位从胸骨右缘试着测量一下

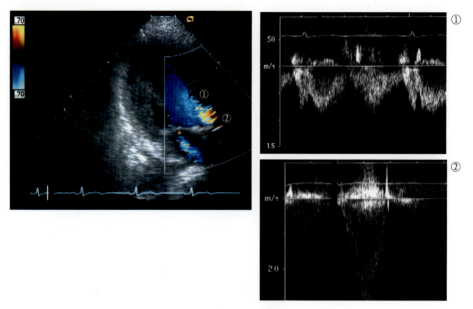

图 5-1-16　左室流出道取样的部位（主动脉瓣狭窄）

主动脉瓣正下方（②）血流很乱，算出来的时间速度积分（TVI）值大。用彩色多普勒法确认反流点（①），决定取样部位

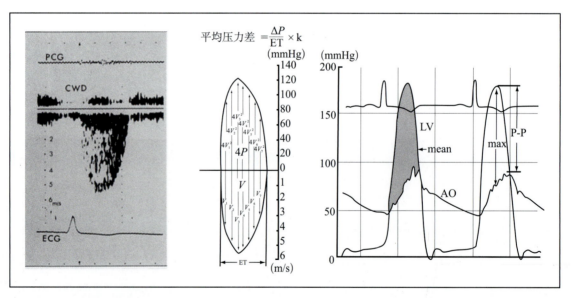

图 5-1-17　血流速度波形和压力波形

将实时血流速度代入简易伯努利方程式。与导管所获压力波形（左室-主动脉同步压差）相比较，最大跨瓣压差（根据血流速度波形）和导管法峰-峰跨瓣压差不同。多普勒血流波形描记（trace）后计算出的平均跨瓣压差与导管法计算的平均压差两者关系密切

四、狭窄严重程度评价

把血流速度代入简易伯努利方程，计算出最大跨瓣压差和平均跨瓣压差。

由于主动脉瓣狭窄部位的形态，压力复原（pressure recovery）现象在此不适合。因此，根据连续波多普勒测量的主动脉瓣狭窄速度估计的压差高于导管法测量的压差。

根据血流速度波形不仅可以计算出时间速度积分值，也可估算瓣口面积。用超声心动图算出来的数值与心脏导管的数值做比较，有报道指出两者有15%左右的误差（根据超声心动图算出来的数值，瓣口面积小，瓣口跨瓣压差大，甚至会误评价为重度狭窄）。

主动脉瓣口面积的修正公式

$$(A_{av} \times A_{ao}) / (A_{ao} - A_{av})$$

A_{ao}：升主动脉横截面积；A_{av}：主动脉瓣横截面积（根据多普勒法）

根据主动脉横截面积（主动脉内径）和狭窄瓣口的大小，心脏导管法和超声心动图所测的值差别各异。根据修正公式算出的数值，瓣口面积越小、主动脉内径越大时，差别越小（表5-1-3）。

主动脉瓣狭窄严重程度的评价，应综合使用瓣口面积和跨瓣（平均）压差法。与瓣口面积比较，跨瓣压差大的病例（贫血合并主动脉瓣反流），跨瓣压差小的病例（低心排血量的例子等），必须结合临床来综合判断。

以往，平均跨瓣压差＞50mmHg，瓣口面积＜0.75cm²为重度狭窄（表5-1-4、图5-1-18），也有报道最新的标准为平均跨瓣压差＞40mmHg（最高血流速度＞4.0m/s），瓣口面积＜1.0cm²为重度狭窄（表5-1-5）。有报道，本病治疗方案的选择（外科手术）也以该指南为准，对于平均跨瓣压差＞40mmHg（最高血流速度＞4.0m/s）的病例需密切监视。

表 5-1-3 瓣口面积的修正值（超声心动图的修正值）

主动脉内径 (cm)	瓣口面积（超声心动图法）(cm²)			
	0.75	1.00	1.25	1.50
30	0.84	1.16	1.52	1.9
32	0.83	1.14	1.48	1.86
34	0.82	1.12	1.45	1.8
36	0.81	1.11	1.42	1.75
38	0.8	1.1	1.4	1.73
40	0.8	1.09	1.39	1.71
42	0.79	1.08	1.37	1.68
44	0.79	1.07	1.36	1.66
46	0.78	1.06	1.35	1.65
48	0.78	1.05	1.34	1.63
50	0.78	1.05	1.34	1.62

表 5-1-4 主动脉瓣狭窄严重程度判定

	瓣口面积 (cm²)	平均压差 (mmHg)
正常	3.0~4.0	
轻度	1.0~1.5	25以下
中度	0.75~1.0	25~50
重度	0.75以下	50以上

表 5-1-5 主动脉瓣狭窄程度的评价

	瓣口面积 (cm²)	平均压差 (mmHg)
轻度	1.5以上	25以下
中度	1.0~1.5	25~40
重度	1.0以下	40以上

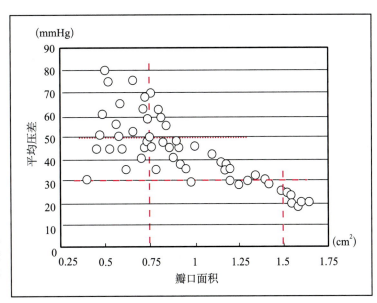

图 5-1-18 瓣口面积和跨瓣压差的分布状态

重度狭窄的病例，平均跨瓣压差＞50mmHg，瓣口面积＜0.75cm²。另外，重度狭窄病例也有不少瓣口面积＜0.75cm²，但平均跨瓣压差＜50mmHg。贫血的病例，与瓣口面积比较，其平均跨瓣压差值偏大

五、治疗方针

本病有三个主要临床表现：心功能不全、晕厥、心绞痛，其危险性自古以来就被人们所认识，主动脉瓣口速度4.0m/s以上的病例其严重程度要注意观察，不能错过手术时机（图5-1-19、图5-1-20）。

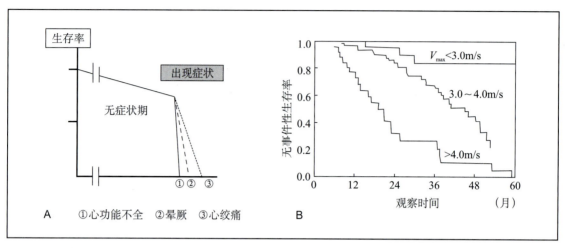

图5-1-19　主动脉瓣狭窄的自然发展历程

　　A. 来自 Braunwald 的图片。报道指出，出现心功能不全、晕厥、心绞痛时，考虑手术
　　B. 主动脉瓣最大血流速度 4.0m/s 以上时，5年以内出现症状可手术治疗

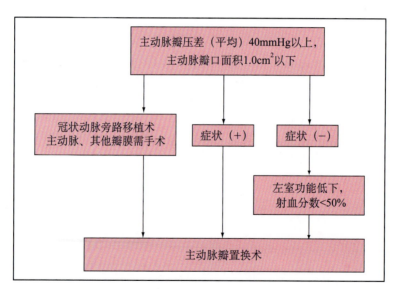

图5-1-20　主动脉瓣狭窄的治疗指南

【二尖瓣狭窄】

主要由风湿性病变引起，可见二尖瓣瓣尖、腱索、乳头肌增厚、短缩、钙化等，风湿性病变也累及左室心肌。这些病变引起左室流入道狭窄，左房压和肺静脉压上升，引起肺动脉高压导致右心功能不全。

本病的严重程度的评价包括：二尖瓣联合瓣膜病的器质性病变的评价，瓣口面积和舒张期跨瓣压差的计算，肺动脉高压的评价。

一、器质性病变的评价

对二尖瓣的柔软性，交界处的融合、钙化的程度，瓣下组织的器质性变化情况进行评价（图5-1-21、图5-1-22）。

第 5 章 心脏各种疾病的超声表现 | 77

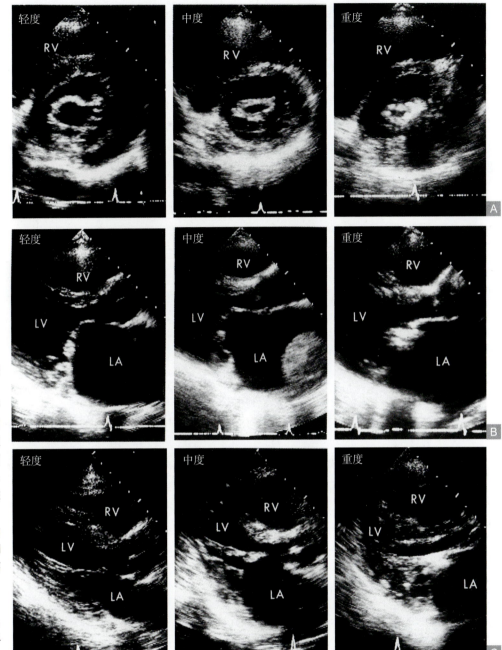

图 5-1-21 二尖瓣狭窄

A. 二尖瓣狭窄的评价：二尖瓣瓣口水平的左室短轴切面观察瓣交界处，是否有局灶性钙化，瓣口横断面的形状。瓣口面积的测量（轨迹法）也在这个切面进行

B. 二尖瓣活动性的评价：二尖瓣的舒张期有无气球样变，有无钙化

C. 瓣下组织的评价：心尖部到左室长轴切面，分别评价前、后瓣交界处

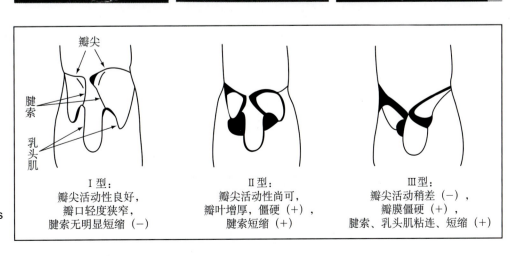

图 5-1-22 Sellors 分类

二、瓣口面积和跨瓣压差

1. 瓣口面积的计算

①切面法：长轴切面和短轴切面描记瓣口断面（图5-1-23）。

②压差减半时间（PHT）法：心脏导管检查得出的舒张期跨瓣压差曲线中，到达最大跨瓣压差一半的时间为PHT，也就是最大压力梯度降至其一半时所用的时间。通常用经验公式：220/PHT计算瓣口面积。有二尖瓣反流时，PHT延长。有主动脉瓣反流时，左室充盈压升高，PHT缩短。临床上高心排血状态（贫血、甲状腺功能亢进症）及低心排血状态PHT值会分别延长或缩短，在判断瓣口面积时应予以考虑，此时需结合临床。测量时如何在血流速度波形上放置测量线也应予以注意（图5-1-24）。

③连续性方程法：左室流出道和左室流入道血流量等同。

2. 跨瓣压差：平均跨瓣压差的计算　根据描记的舒张期流入速度波形计算。

3. 狭窄程度评价（表5-1-6）　指标包括瓣口面积、舒张期跨瓣压差及肺动脉压。

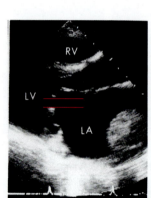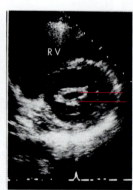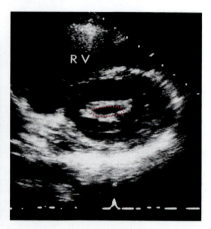

图5-1-23　二尖瓣口面积的计算（切面法）

　　左室长轴切面测瓣尖开放幅度，二尖瓣瓣口水平短轴切面测量前后叶开放幅度。描记瓣口内缘得出瓣口面积

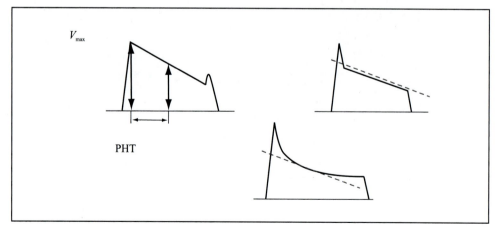

图5-1-24　二尖瓣狭窄的PHT计算方法

　　多普勒法测得的血流速度波形，PHT是达0.7倍最大血流速度（$0.7 \times V_{max}$）的时间，二尖瓣口血流频谱的下降时间（DcT）与PHT的关系：$PHT = 0.29 \times DcT$。舒张期跨瓣压差越大，PHT延长。描记血流速度波形线时应注意，沿舒张中期的斜线画延长线

表 5-1-6 二尖瓣狭窄程度

	瓣口面积（cm^2）	肺动脉压（mmHg）	平均压差（mmHg）
正常	4.0～6.0		
轻度	1.5～2.5	＜30	＜5
中度	1.0～1.5	30～50	5～12
重度	≤1.0	＞50	≥12

三、经皮二尖瓣扩张术适应证

通用 Wirkins 超声评分法，可以确定是否可行经皮二尖瓣扩张术（PTMC），但是其没有将交界处病变（不均匀性粘连）考虑在内（表5-1-7）。PTMC适应证：①交界处粘连和不均匀钙化；②二尖瓣反流；③必须注意观察左房内有无血栓（图5-1-25）。

表 5-1-7 是否可行 PTMC 的决策方法

评分	瓣尖的活动性	瓣尖增厚	瓣下病变（肥厚）	瓣尖钙化
1	仅瓣尖活动减低	轻度（4～5mm）	紧邻瓣下的腱索	只瓣尖一部分
2	瓣体部活动减低	瓣体为止（5～8mm）	至腱索的1/3	瓣缘散在
3	仅瓣基底部可见活动	瓣全部（5～8mm）	至腱索的1/3	瓣体部
4	瓣叶几乎无运动	显著肥厚（8～10mm）	乳头肌以上均短缩	整个瓣尖

注：瓣膜评价4个方面，总和8分以下可行PTMC（但不包括交界处病变的评价）

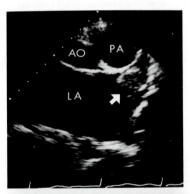

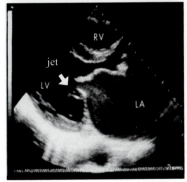

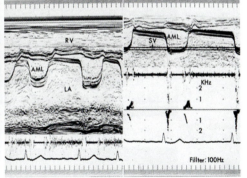

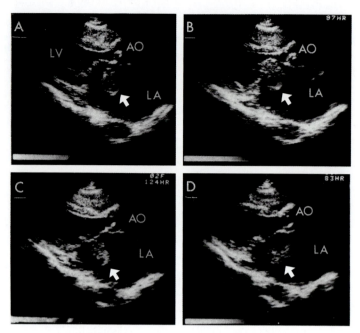

图 5-1-25　左房内血栓
　　附着于左心耳内，左房附壁血栓比较多，浮动血栓极少

四、治疗方针

应重点根据瓣口面积、跨瓣压差加上狭窄瓣口的器质性改变等决定治疗方案。也应该根据PTMC的适应标准来选择（图5-1-26）。

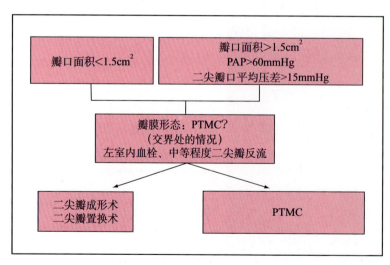

图 5-1-26　二尖瓣狭窄的治疗指征

【三尖瓣狭窄】

三尖瓣狭窄几乎均由风湿性心脏病所致。三尖瓣狭窄基本不单独发生，偶可见于类癌综合征患者。

心尖四腔切面及右室流入道长轴切面可见瓣尖器质性变化，呈穹窿样；根据多普勒法得出舒张期的流入血流波形计算平均跨瓣压差，以及PHT。平均跨瓣压差正常在2mmHg以下。重度狭窄时平均跨瓣压差≥6mmHg，PHT≥190ms，此时必须考虑外科治疗。缩窄性心包炎三尖瓣瓣环强回声病变时的血流动力学与三尖瓣狭窄类似。

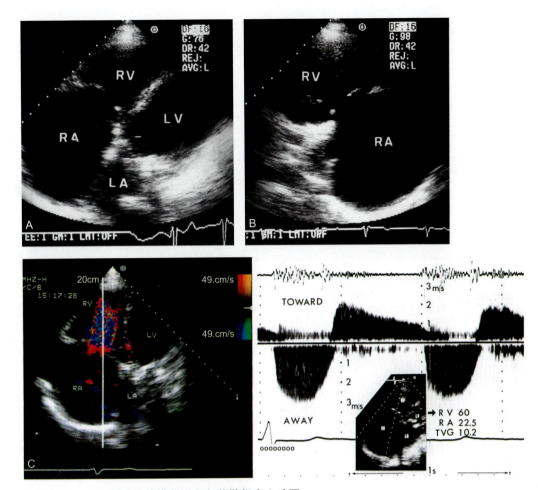

图 5-1-27 三尖瓣狭窄的横断面和多普勒超声心动图

四腔心切面（A）、右室流入道切面（B），观察各瓣尖的回声强度，是否有圆顶（穹窿）样改变。舒张期最高血流速度：2.1m/s，PHT：480ms。心脏导管测量的平均跨瓣压差为10.2mmHg，因此诊断为重度三尖瓣狭窄（C）

【主动脉瓣反流】

主动脉瓣反流的病因分为两种。其一是瓣膜本身的器质性变化引起的；其二是主动脉瓣根部的扩大导致主动脉瓣反流引起的，如马方综合征、主动脉夹层、升主动脉增宽等。瓦氏窦上方的主动脉夹层，从外部给冠状动脉起始部加压，可引起急性心肌梗死。急性主动脉瓣反流时应该注意瓣根部上方的异常（表5-1-8）。

表 5-1-8 主动脉瓣反流的原因（图 5-1-28、图 5-1-29）

*主要是主动脉瓣本身的器质性变化 　风湿热，感染性心内膜炎，主动脉瓣二尖瓣畸形，主动脉瓣脱垂，室间隔缺损（肺动脉瓣下型），主动脉窦瘤破裂
*主要是主动脉瓣根部、瓣上、升主动脉异常 　瓣环处主动脉扩张，主动脉炎综合征，主动脉夹层恢复

一、反流程度评价

瓣膜反流的评价很重要。可采用半定量指标。中等严重程度以上的病例，建议进行定量评价，计算反流量、反流率和反流瓣口面积。半定量评价包括主动脉瓣反流频谱的压差减半时间（PHT），腹主动脉血流的舒张期反向血流，急性主动脉瓣反流时二尖瓣舒张早期关闭、左室舒张末压升高征象等均为重要表现（表5-1-9、图5-1-30、图5-1-31）。

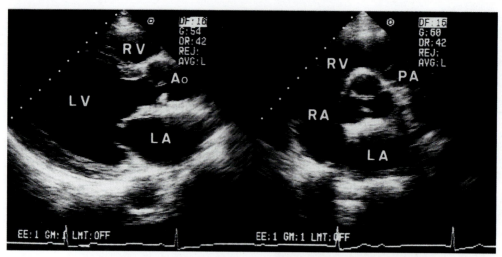

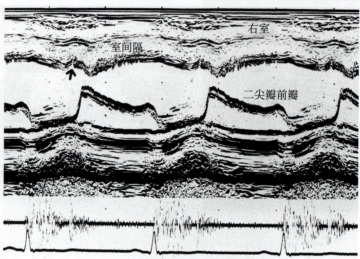

图 5-1-28　主动脉瓣反流（风湿性）

显示瓣尖僵硬，左室内径扩大，由于主动脉瓣反流，二尖瓣前瓣舒张期震颤

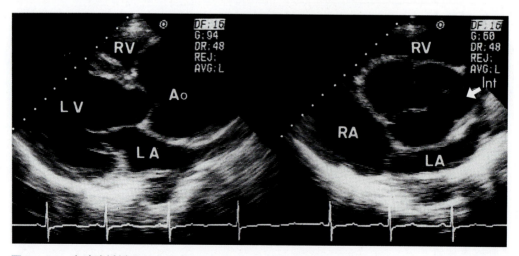

图 5-1-29　主动脉瓣瓣环以上扩大

主动脉瓣瓣环、瓦氏窦和主动脉瓣根部明显扩大。短轴切面可见剥脱的内膜，合并有主动脉夹层动脉瘤

表 5-1-9 主动脉瓣反流程度评价指标

	重度	轻度
主动脉瓣反流束宽/左室流出道内径比例	≥60%	≤30%
主动脉瓣反流横截面积/左室流出道横截面积比	≥60%	≤30%
主动脉瓣反流的压差减半时间（PHT）	≤250ms	≥600ms
腹主动脉：舒张期反向血流	+	-
缩流颈宽度（vena contracta）	≥0.60cm	≤0.30cm
反流率	≥50%	≤30%
反流量	≥60ml	≤30ml
有效反流口面积	≥0.3cm²	≤0.1cm²

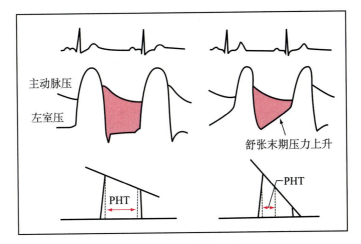

图 5-1-30　主动脉瓣反流的半定量评价（PHT）

PHT 反映左室和主动脉舒张期跨瓣压差，左室舒张末压上升，PHT 缩短

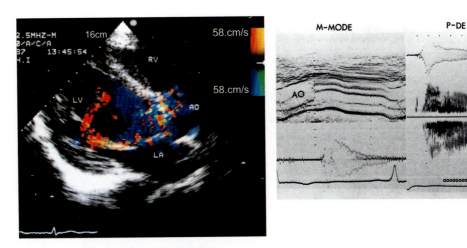

图 5-1-31　主动脉瓣反流（乐样杂音）

从主动脉瓣到二尖瓣，可见"梳状"征。从 M 型超声和脉冲波多普勒超声心动图上可以找到主动脉瓣瓣尖乐样杂音的来源

二、治疗方针

即使是无症状的主动脉瓣反流心腔也会明显扩大，心功能减低时也要考虑外科治疗，ACC/AHA 的指南中规定的左室内径较日本指南规定的大。瓣膜成形术治疗最近已有开展，需认真讨论治疗方案（图 5-1-32）。

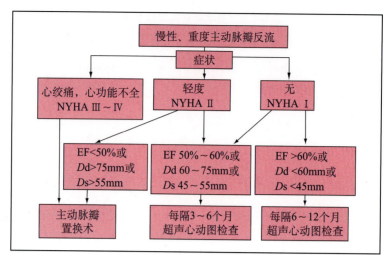

图 5-1-32　主动脉瓣反流的治疗方针

　　根据指南，舒张末期内径：70～75mm，收缩末期内径：50～55mm，只要射血分数正常，则需进行随访观察。对日本人来说，这个标准值偏大

【二尖瓣反流】

　　本病的评价内容包括：①病因诊断；②心功能和反流的评价；③包括左房在内的二尖瓣复合体结构的评价等。根据症状的轻重，重者还需评价肺动脉压。另外，针对不同的外科治疗手法，评价内容和方法还需进一步讨论。

　　病因：二尖瓣复合体结构（mitral complex）由瓣环部、瓣尖、腱索、乳头肌（心室壁）组成（图5-1-33），各部位的异常均可引起二尖瓣反流（表5-1-10）。

　　通常根据二尖瓣复合体结构病变进行分类。扩张型心肌病和缺血性心脏病，乳头肌附着的腱索和瓣尖将被向外侧牵引，此时造成的二尖瓣反流为机械性二尖瓣反流（功能性二尖瓣反流），与器质性二尖瓣反流（瓣膜、腱索断裂等）有区别。对于器质性二尖瓣反流，瓣膜交界处较心尖部更容易有异常改变，治疗方面的新术式和手术时机之后讨论（图5-1-34～图5-1-36）。

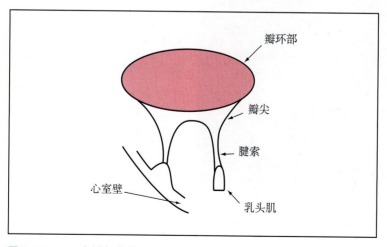

图 5-1-33　二尖瓣复合体结构

表 5-1-10　二尖瓣反流的原因

异常部位	异常内容
二尖瓣瓣环异常	瓣环扩大、钙化
二尖瓣瓣尖异常	器质性病变，形成异常、冗长
腱索异常	断裂、冗长、短缩、起始部异常
乳头肌异常	断裂、位置异常、缺损
心室壁异常	室壁运动异常

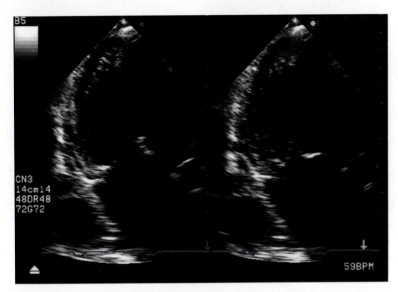

图 5-1-34　二尖瓣反流的原因（牵拉）

由于乳头肌、左室壁等的牵拉，二尖瓣瓣尖接合状态异常引起二尖瓣反流。二尖瓣后瓣也呈被牵拉的状态

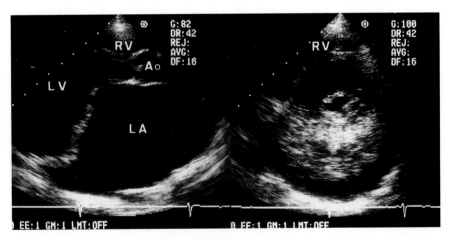

图 5-1-35　二尖瓣反流（风湿性二尖瓣反流）

二尖瓣交界处的粘连很少，左房巨大，二尖瓣瓣尖和左室后基底部垂直被牵拉

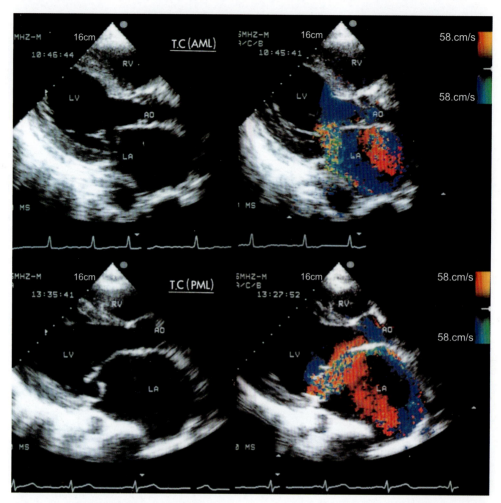

图 5-1-36　腱索断裂引起的二尖瓣反流

　　二尖瓣前瓣的腱索断裂，反流沿左房后壁走行，与之相比，二尖瓣后瓣瓣尖断裂时，反流沿左房前壁走行

【二尖瓣脱垂】

二尖瓣复合体结构的任何一个部位异常都可以引起二尖瓣脱垂。

诊断标准：①瓣尖的一部分从瓣环连线突出出来；②距离瓣叶关闭接合面位移来判定（图5-1-37）。应注意的是：①脱垂部位范围，二尖瓣反流程度；②瓣尖的黏液变性，腱索断裂；③收缩功能；④左房扩大（图5-1-38、图5-1-39）。

首先在左室长轴切面同时观察二尖瓣前瓣和后瓣，按顺序获得后交界部、中央部、前交界部，观察有无二尖瓣脱垂，判断脱垂部位和程度，短轴切面也一起显示（图5-1-40）。

本病的二尖瓣成形术成为主流术式。左室内腔变小，室间隔肥厚呈S形时，瓣叶黏液变性更重。后瓣较大病例，二尖瓣成形术后易引起左室流出道狭窄，应予以注意。

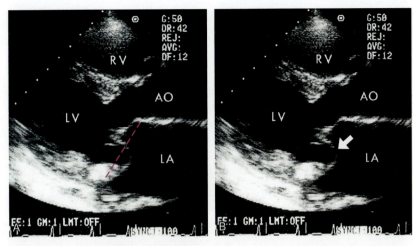

图 5-1-37 二尖瓣脱垂的诊断标准

左室长轴切面。A. 瓣尖的一部分突出瓣环线（--------）；B. 根据瓣叶关闭接合面位移来判断（⇦）

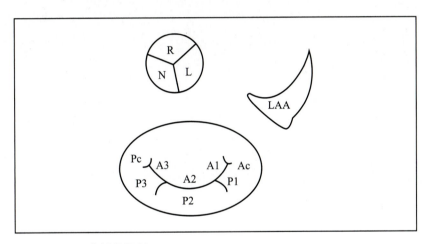

图 5-1-38 二尖瓣的解剖

LAA：左心耳；A1～P3：表示前瓣、后瓣的病变部位

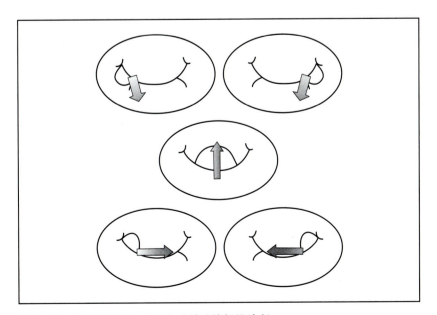

图 5-1-39 二尖瓣反流：二尖瓣脱垂的部位诊断

根据反流方向进行脱垂部位的诊断

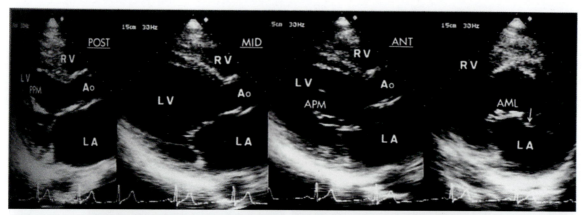

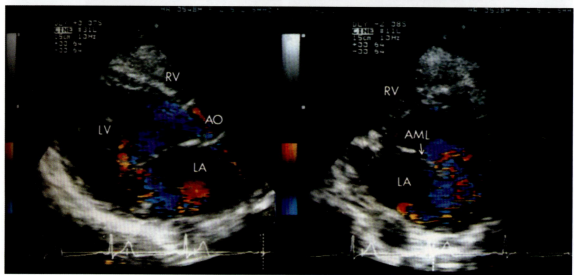

图 5-1-40　二尖瓣脱垂

按顺序获得后交界部、中央部、前交界部切面图像,观察有无二尖瓣脱垂,判断脱垂部位和程度。本例可以看出二尖瓣前瓣及前交界部的脱垂

一、严重程度评价

本病为左室到左房的反流,即使是左室射血分数正常,心功能也可能会低下。反流量的评价应该进行定量评价,外科治疗的方法也有很多,评价方法也有详细研究(表5-1-11)。

表 5-1-11　二尖瓣反流程度判定指标

	重　度	轻　度
二尖瓣反流束长度	≥5.5cm	≤3.5cm
二尖瓣反流束面积	≥8cm²	≤4cm²
二尖瓣反流束横截面积/左房面积	≥40%	≤20%
缩流颈宽度(vena contracta)	≥0.7cm	≤0.3cm
血流会聚区	≥1.0cm²	≤0.5cm²
肺静脉全收缩期反流	D波反向	
左室流入道血流速度	≥1.5m/s	
反流率	≥50%	≤30%
反流量	≥60ml	≤30ml
有效反流瓣口面积	≥0.4cm²	≤0.2cm²

二、二尖瓣反流的治疗方针

根据反流程度和术式，讨论手术方法和手术时间（图5-1-41）。

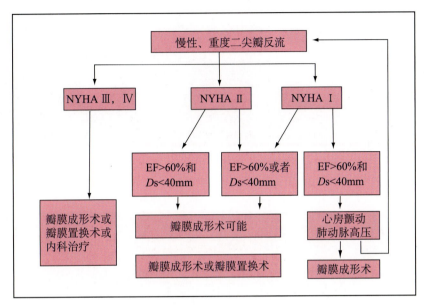

图 5-1-41　二尖瓣反流的治疗方针

【三尖瓣反流】

三尖瓣反流导致右室容量负荷增大，右室，右房，上、下腔静脉，肝静脉扩大，同时伴有三尖瓣环的扩大。病因分为功能性和器质性。功能性（种种原因引起的肺动脉高压，短暂性心脏疾病引起的右室压力或容量负荷过重）比较多。心尖四腔切面可显示右室流入道切面各瓣尖的器质性变化，包括脱垂、腱索断裂，并可进行三尖瓣瓣环直径的测量。

三尖瓣反流根据反流信号的面积比，肝静脉的血流速度波形分为轻度和中度以上（表5-1-12）。

表 5-1-12　三尖瓣反流的程度指标

	重度	轻度
三尖瓣反流束面积		
三尖瓣反流束横截面积/右房横截面积	≥50%	≤20%
肝静脉收缩期反向波	阳性	
三尖瓣环直径	≥4cm	
瓣交界处对合不全	阳性	
缩流颈宽度（vena contracta）	≥0.5cm	

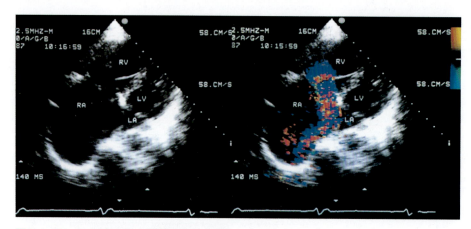

图 5-1-42　三尖瓣反流（脱垂病例）切面

三尖瓣脱垂，可见三尖瓣有反流，其反流方向斜行

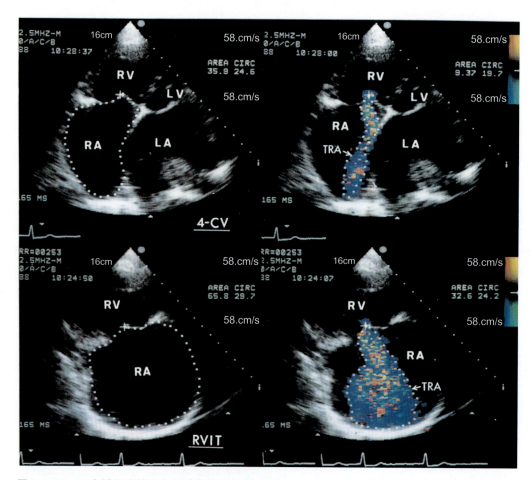

图 5-1-43　三尖瓣反流的彩色多普勒法血流图

与反流束到达距离相比，根据反流信号的面积评价瓣膜反流更有价值

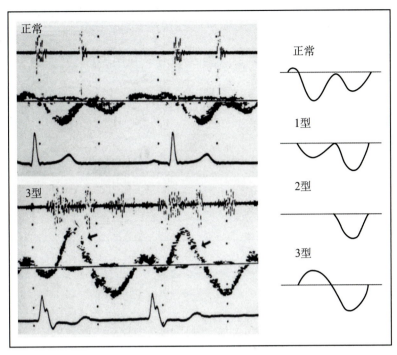

图 5-1-44　根据肝静脉血流估测三尖瓣反流的脉冲波多普勒法

重度三尖瓣反流时，肝静脉血流速度波形的收缩期波（S 波）为反向波（与探头方向相反）。对重度三尖瓣反流的诊断极为有用

第二节　缺血性心脏疾病

一、心肌缺血

心肌由冠状动脉供给营养。供给和消耗的平衡被打破时可引起心肌缺血，冠状动脉血流中断可引起严重的心肌损害（心肌坏死、心肌梗死）。这种供给和消耗的不平衡可以导致各种各样的心肌损害，如心肌顿抑、心肌冬眠（表5-2-1）。

该心肌损害时，若冠状动脉血供重建（冠状动脉狭窄解除），室壁运动异常会有所恢复和改善，增加负荷时比安静时评价室壁运动和冠状动脉血流更为重要。冠状动脉血供再建，心肌活性恢复时，室壁运动可恢复（图5-2-1、图5-2-2）。

为了评价心肌活性（viability），可进行核医学检查（心肌显像）和MRI检查。超声心动图负荷试验可评价室壁运动的变化、冠状动脉血流的变化，另外，还可进行心肌超声造影等进行评价。

表 5-2-1　顿抑心肌和冬眠心肌

* 顿抑心肌（心肌顿抑）
  急性心肌梗死早期即使进行冠状动脉再通，补救心肌，心肌也不能立即恢复，功能恢复滞后（2～3周后）的现象称为心肌顿抑
  心绞痛持续发作后室壁运动低下，恢复滞后的现象也包含在内

* 冬眠心肌（心肌冬眠）
  因为重度狭窄引起慢性心肌缺血，使室壁运动低下，这种心肌状态称为冬眠心肌。冠状动脉血供再建后室壁运动可以恢复

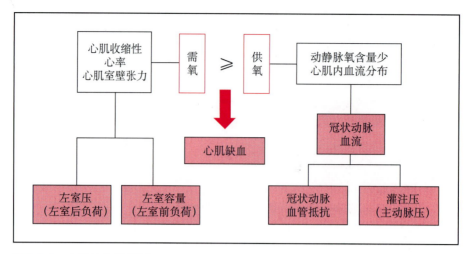

图 5-2-1 心肌缺血的机制

心肌氧的供给和消耗不平衡时发生心肌缺血

即使安静时平衡得以保持，加重负荷时平衡被打破，发生心肌缺血（临床称为心绞痛）

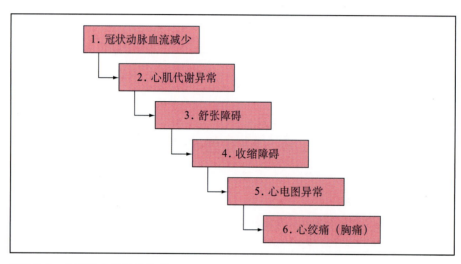

图 5-2-2 心肌缺血的异常表现

从心肌缺血到发生心绞痛的机制和表现。心肌缺血引起代谢障碍→舒张不全→收缩功能不全，然后引起心电图改变

二、冠状动脉的评价

1. 冠状动脉的走行和灌注区域　冠状动脉的走行和评价需要首先理解心室壁的冠状动脉支配情况。主动脉瓣瓣环上（瓦氏窦上方）为右和左冠状动脉起始处。右冠状动脉沿右房-右室的房室间沟入心脏后部，成为后降支，这样心脏背部的血流流向心尖方向。左冠状动脉的分支（左前降支），沿右室-左室的室间隔上（前室间沟）走行，绕心尖切迹后到后室间沟，左旋支沿左房-左室的房室间沟走行，绕过心左缘至左心室膈面。需理解左室短轴切面各水平的冠状动脉走行状态和心室壁的灌注状况（心室壁由此分成不同节段）（图5-2-3～图5-2-5）。

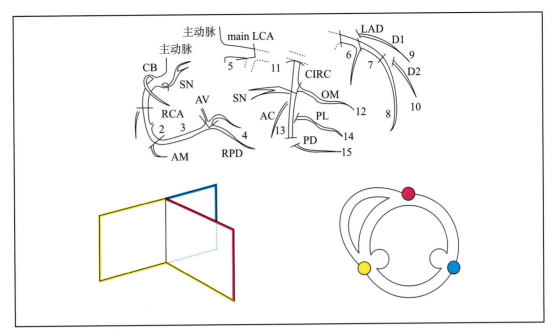

图 5-2-3 冠状动脉的立体关系

冠状动脉的立体关系，想象成其沿着三个平面的边缘走行，将供血区域分成四个部分比较容易理解。右冠状动脉沿右房-右室的房室间沟走行，左旋支从左主干动脉分出，沿左房-左室的房室间沟在心脏的后面和侧面分支走行

左前降支沿右室-左室的前室间沟走行，绕心尖切迹后到后室间沟，心脏的后面多数由右冠状动脉支配。

AC，左房回旋支；AM，锐缘支；AV，房室结分支；CB，圆锥支；CIRC，回旋支；D1，第1对角支；D2，第2对角支；LAD，左前降支；LCA，左冠状动脉；OM，钝缘支；PD，后降支；PL：后侧壁支；RCA，右冠状动脉；RPD，右室优势时的后降支；SN，窦房结动脉

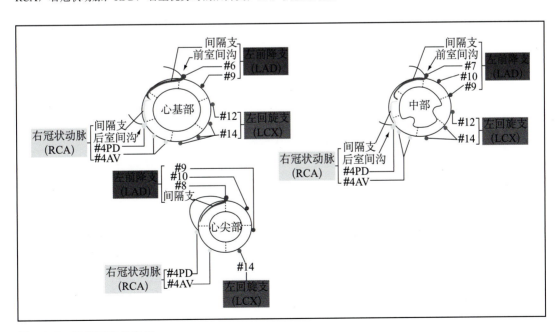

图 5-2-4 冠状动脉的走行

将冠状动脉的走行在短轴切面分为二尖瓣水平，乳头肌水平和心尖部水平

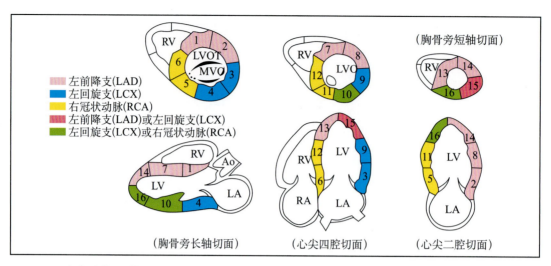

图 5-2-5　左室壁的16节段分法
左室壁的节段分法［根据美国超声学会（ASE）提出的16节段分法］，需理解心室壁的冠状动脉支配区域

2.冠状动脉血流的记录（表5-2-2）　根据探测的深度选择探头，仪器调节上平均血流速度标尺设置低一些（20～30cm/s）。

左前降支的血流记录非常重要，打出心尖部左室长轴切面，将探头顺时针方向慢慢旋转，在右室消失的切面中即可见到从心室间隔上缘到心尖部走行的左前降支，可用彩色多普勒法确认（图5-2-8）。

另外，在左室短轴切面（二尖瓣水平至乳头肌水平），可以确认前室间沟（右室和左室边界上的室间隔）的血流。将探头边向心尖方向移动边旋转，调节切面至冠状动脉呈长轴方向，采用脉冲多普勒法记录冠状动脉的血流。安静时的血流速度波形呈以舒张期为优势的双峰，随狭窄严重程度增加，舒张期血流逐渐消失。

3.评价方法　主要用舒张期血流速度进行评价（舒张期最大血流速度：15～30cm/s，舒张期平均血流速度：10～20cm/s）（图5-2-10）。

①狭窄处前后的血流速度比：

非狭窄处（狭窄前）血流速度/狭窄处血流＜0.45。

狭窄程度：50%。

狭窄处血流速度/狭窄前血流速度＞2，说明有狭窄。

②冠状动脉血流储备功能评价：

最大冠状动脉充血时舒张期平均流速/安静时舒张期平均流速。

给药后血流速度/给药前血流速度＜2时，为异常（腺苷负荷）。

③左前降支完全闭塞的诊断。

表 5-2-2　冠状动脉记录部位和切面

探头	记录部位	采用的切面图像
3.0～5.0MHz	左冠状动脉：主干部	大动脉短轴切面（图5-2-6）
	右冠状动脉：起始部	
	左冠状动脉：间隔支	左室短轴切面：二尖瓣水平（图5-2-7）
	左冠状动脉：前降支（近端）	左室短轴切面：乳头肌水平
	右冠状动脉：后降支	心尖部四腔切面（图5-2-9）
	左冠状动脉：回旋支	心尖部二腔切面
5.0～7.0MHz	左冠状动脉：前降支（远端）	心尖部左室长轴切面（图5-2-8）

第 5 章 心脏各种疾病的超声表现 95

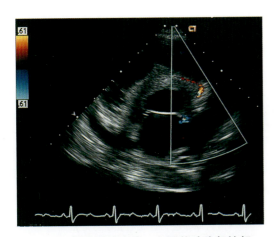

图 5-2-6　冠状动脉血流：左冠状动脉起始部

大动脉短轴切面显示主动脉瓣，稍往头侧移动探头显示与左冠瓣连接的左冠状动脉主干或其分支

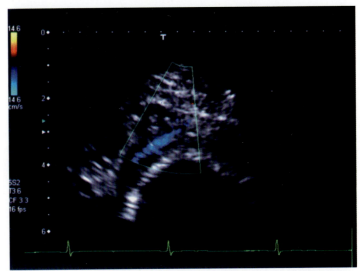

图 5-2-7　冠状动脉血流：左冠状动脉间隔支，左室短轴切面（二尖瓣水平）

此处冠状动脉血流比较容易记录，通常可以看见其从前间隔下行至后间隔。但是侧副血管发挥作用时，可以看见上行的血流［左冠状动脉主干闭塞或左冠状动脉畸形（BWG）综合征］

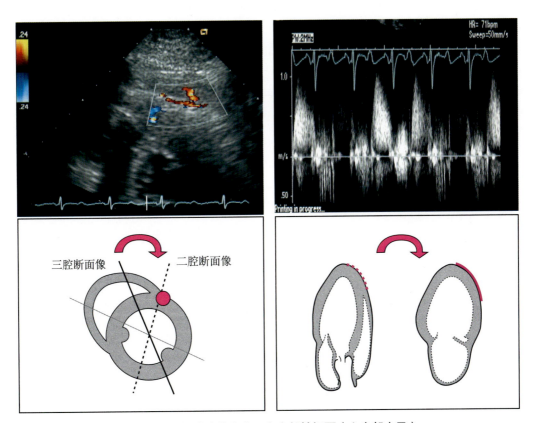

图 5-2-8　冠状动脉血流：左冠状动脉前降支，左室长轴切面（心尖部水平）

显示心尖部左室三腔切面（心尖左室长轴切面），将探头缓慢向顺时针方向旋转，右室显示变小时可显示前室间沟。在其前后心尖部前壁心肌的心外膜可见红色血流信号。采用脉冲波多普勒记录血流波形

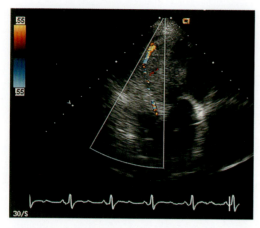

图5-2-9 冠状动脉血流：右冠状动脉，心尖四腔切面

获得心尖四腔切面。将探头向逆时针方向旋转，右室显示变小时后室间沟部位可见朝向心尖部的血流

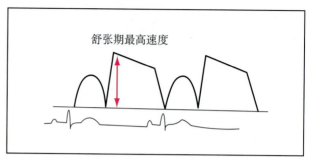

图5-2-10 血流速度波形评价指标

舒张期最大血流速度15～30cm/s。舒张期平均血流速度10～30cm/s。冠状动脉血流储备能力评价时，参考舒张期血流速度的变化

三、室壁运动的评价

1. 室壁运动异常的种类和定义　怀疑有缺血性心脏病的病例，首先正确判断室壁运动减弱的部位。急性心肌梗死的诊断，静息状态下的室壁运动评价十分重要，心绞痛中则有必要在发作时或发作诱发时（负荷时）进行室壁运动评价。

心室壁运动评价中，冠状动脉灌注区域和超声心动图的室壁局部运动关系密切，要充分理解左室16节段划分和冠状动脉支配之间的关系。

局部室壁运动的评价：①心内膜的运动；②收缩期心室壁增厚情况；③室壁回声特点。不仅要观察内膜的运动，还要观察收缩期室壁增厚的程度（报道指出，正常心肌的室壁增厚率大于50%，无收缩部位的室壁增厚率为10%～15%）（表5-2-3、图5-2-11）。

表5-2-3　室壁运动异常的评价

室壁运动异常	收缩期室壁增厚率	室壁运动评分（WMS）
运动正常	>50%	1
（运动轻度减弱）		(1.5)
运动减弱	<30%	2
（运动严重减弱）		(2.5)
无运动		3
矛盾运动	<10%	4
室壁瘤		5

运动轻度减弱：与周围室壁运动比较，室壁运动减弱时（左室游离壁运动幅度<10mm，室间隔<5mm）

运动严重减弱：运动幅度在2mm以下时

室壁运动评分指数：室壁运动评分总和/评估的所有节段数

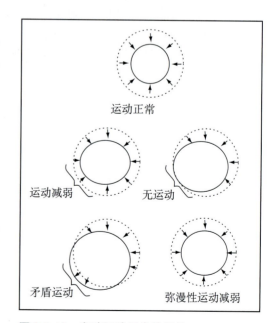

图5-2-11 室壁运动异常的评价

不仅是心内膜面的运动，心室壁收缩期增厚程度判断也非常重要

2. 室壁运动异常的范围　需非常认真地评价左前降支和右冠状动脉供血区域的室壁运动。

为避免遗漏，室壁运动的评价应注意以下几点。

① 明确显示心内膜面。

② 屏住呼吸时观察。

③ 边思考冠状动脉的供血区域，边观察。

④ 局部的室壁运动异常（心尖部，左室后壁基底部）。

⑤ 其他疾病导致的室壁运动异常：传导系统的异常（完全左束支传导阻滞，预激综合征）；右室容量负荷过重，右室压力负荷过重，开胸术后，大量心包积液。

⑥ 正常与异常运动交接处（hinge point）和被动牵拉运动（tethering）。用心室壁16节段划分法，得出所有节段局部运动分数的总分，算出室壁运动分数。

四、心脏负荷超声心肌缺血评价

心绞痛在安静时超声心动图看不出室壁运动异常，运动或者服用药物（主要为多巴酚丁胺）后可通过增加心肌耗氧量，诱发有狭窄的冠状动脉灌流区域缺血，观察室壁运动评价心肌存活性，该负荷试验是决定是否进行冠状动脉血供重建的重要检查方法（图5-2-12）。

负荷试验方法：给予多巴酚丁胺5μg/(kg·min)，每3～5分钟增加药量10μg/(kg·min)、20μg/(kg·min)、30μg/(kg·min)、40μg/(kg·min)。在负荷试验前、低剂量[5～10μg/(kg·min)]、最大剂量、试验结束后分别记录超声心动图图像，切面包括胸骨旁左室长轴切面、胸骨旁左室短轴切面（乳头肌水平）、心尖四腔切面、心尖两腔切面。

将低剂量负荷时室壁运动状态与最大剂量负荷时再度出现的室壁运动异常相比较，判定心肌血供情况。

负荷试验的室壁运动评价，除以上所述的室壁运动评分（WMS）的指标以外，还要观察收缩延迟和收缩后运动的现象，以现在的经验为标准的视觉法判断有局限性，客观评价很重要（表5-2-4）。

心内膜面自动检出的彩色室壁运动法（color kinesis），心肌组织多普勒法计算心肌局部的长度变化率、应变及应变率法等定量解析方法目前正在研究阶段（图5-2-13、图5-2-14）。

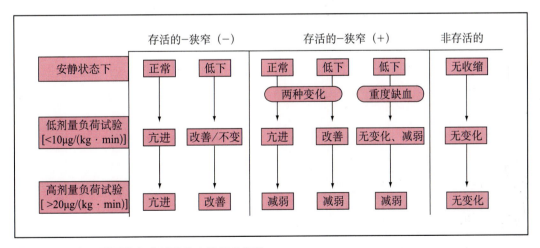

图5-2-12　多巴酚丁胺负荷试验的心肌活性评价
　　低剂量负荷和高剂量负荷试验对心肌活性评价很重要。除肉眼观察外，客观评价法目前还在研究中

表 5-2-4　室壁运动异常

※ 收缩延迟（tardokinesis）
　　心肌急性缺血时，整个收缩期室壁增厚率略低，可观察到收缩时相延迟。舒张末期与收缩末期相比较，室壁运动未见异常，但收缩中期可看出收缩延迟。这些表现可能为急性缺血时的早期变化，负荷超声试验诱导的一过性缺血也可以较好地观察到收缩延迟

※ 收缩期后收缩（postsystolic shortening，PSS）
　　心肌局部收缩能力极度低下，其余正常部分的心肌收缩后心内压上升。收缩期结束后，左室内压下降，从左室内压力下降的收缩末期到舒张早期又出现了迟发性的收缩运动，这种现象称为收缩期后收缩。即使收缩的能力很弱，也表示存在存活的心肌，再灌注后心功能会有改善。这种情况进行负荷试验较易观察，通过二维图像观察效果有限

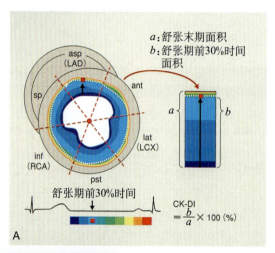

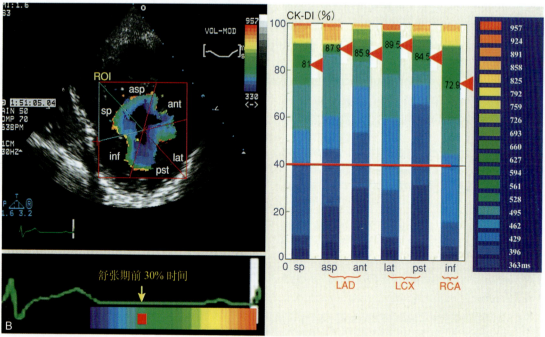

图 5-2-13　室壁运动的定量评价方法：彩色室壁运动技术（color kinesis）
　　心内膜运动用定量评价。
　　a，整个舒张期扩张的面积；b，舒张期前30%时间内扩张的面积。ROI：感兴趣区；asp：前间隔；ant：前壁；lat：侧壁；pst：后壁；inf：下壁；sp：间隔；LAD：左前降支；LCX：左旋支；RCA：右冠状动脉

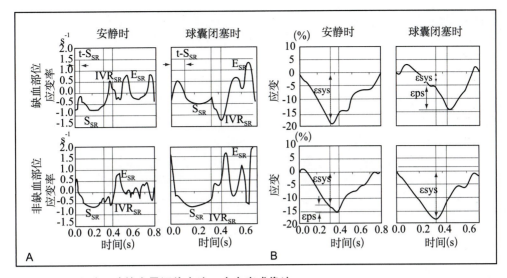

图 5-2-14　室壁运动的定量评价方法：应变率成像法

定量评价心肌的局部运动。根据药物负荷试验前后最大收缩期绝对值所对应的时间与最大收缩结束后收缩的时间之差（PSS）来进行评价

收缩期后收缩（PSS）的诱发：缺血部位收缩期应变率减小，等容舒张期应变率增大，应变率最大值在射血期后的等容舒张期出现，此时即诱发了收缩期后收缩

【心肌梗死】

冠状动脉血流急剧减少，冠状动脉灌注区域发生非可逆性心肌坏死。除室壁运动异常外，还可引起以下并发症（表5-2-5）。

① 二尖瓣反流及心功能不全。

缺血性二尖瓣反流（关闭不全）的原因为，由于左室扩大导致二尖瓣环扩大、乳头肌断裂及乳头肌功能不全（图5-2-15）。

② 乳头肌断裂（图5-2-16）。

前侧壁梗死合并有前外侧乳头肌断裂，下壁梗死合并后内侧乳头肌断裂。由于下壁常单独由右冠状动脉供血，首次发生时，后内侧乳头肌断裂的频率为前外侧乳头肌断裂的6～12倍。

③ 心室壁瘤（真性，假性）（图5-2-17、图5-2-18、表5-2-6）。

④ 心脏破裂（游离壁，室间隔）（图5-2-17）。

⑤ 心室内血栓（图5-2-19）。

表 5-2-5　并发症的发病时期

急性期	亚急性期	慢性期
室间隔破裂	假性室壁瘤	真性室壁瘤
左室游离壁破裂	心室内血栓	
乳头肌断裂	二尖瓣反流	
心外膜下室壁瘤		

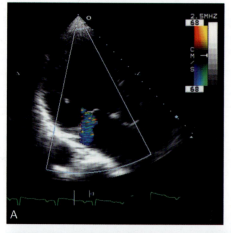 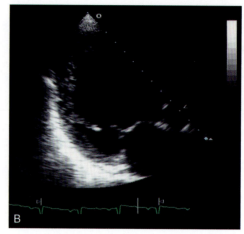

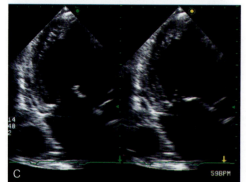 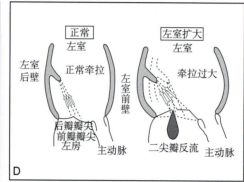

图 5-2-15 并发症：二尖瓣反流

室壁运动异常，导致二尖瓣尖呈被牵拉状态。收缩期呈紧绷状态，关闭时瓣叶不能正常贴合。

A～B. 二尖瓣前瓣受牵拉；C. 二尖瓣后瓣受牵拉；D. 牵拉（tethering）示意图

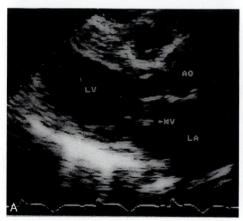 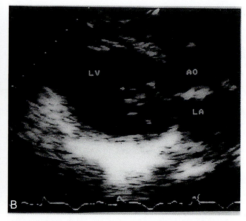

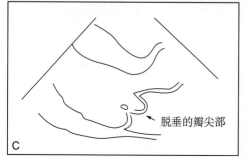 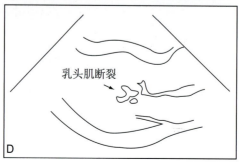

图 5-2-16 并发症：乳头肌断裂

由于冠状动脉支配关系，后下壁乳头肌断裂常见，需做急诊手术。同时有二尖瓣脱垂，在瓣叶尖端可见块状的回声为断裂的乳头肌。经胸壁超声检查无法确认时，应果断施行经食管超声检查

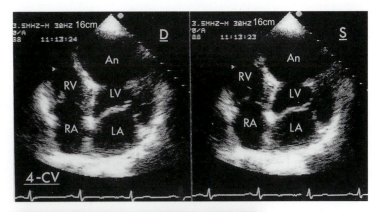

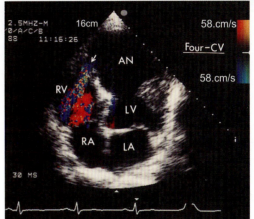

图 5-2-17　真性心室壁瘤+室间隔穿孔

因心肌梗死，心室壁菲薄，全心动周期左室向外侧突出。膨隆的瘤壁由心肌构成。正常部位和膨隆部位的交界点（hinge point）很明确，心尖部室壁常见血栓。本例患者经彩色多普勒超声确认为室间隔穿孔

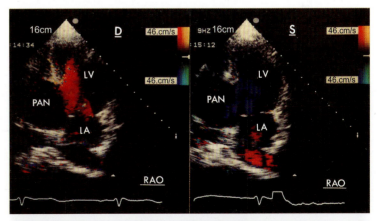

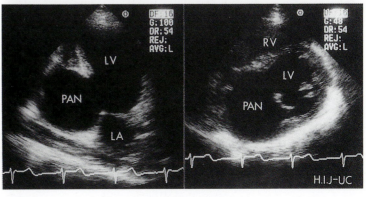

图 5-2-18　假性室壁瘤

游离壁破裂可以导致致死性心包填塞。假性室壁瘤（PAN）是很小的心肌破裂，被心包限制呈包裹性的心室壁瘤样改变，瘤壁只有心包组织，不包括心肌。研究报道显示位于下侧壁者较多。瘤体颈部比瘤体直径小

表 5-2-6　心室壁瘤

* 真性室壁瘤
- 多见于前壁心肌梗死心尖部
- 左室壁局部膨出并心肌瘢痕化
- 瘤体颈部比瘤体直径宽
- 瘤体内部血流缓慢，常伴有血栓

* 假性室壁瘤
- 多见于后下侧壁
- 瘤壁很薄，心外膜和心内膜可见附着血栓
- 瘤体颈部比瘤体直径狭小
- 心外膜下心室壁瘤也是假性室壁瘤形成过程中的一种

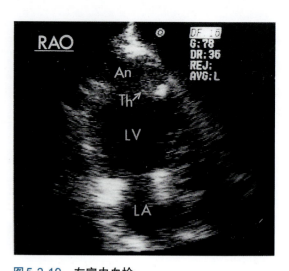

图 5-2-19　左室内血栓

心尖部血栓较常见，本例患者心尖部血栓缩小的同时，室壁瘤更明显

【Toko-tsubo 型心肌损害（心肌病）】

闭经后女性常见，文献报道男女比例 1：(7～9)，精神因素为诱因。

发病急剧，伴随胸痛、胸部压迫感。心电图可见 Q 波、ST 段抬高等急性心肌梗死的波形，心肌乳酸脱氢酶轻度上升，但冠状动脉造影看不出显著的狭窄（图 5-2-20）。

最近认为，如能排除严重的头部外伤、颅内出血、褐色细胞瘤、冠状动脉闭塞性疾病、心肌炎及肥厚型心肌病，该疾病的诊断基本可以做出。

心尖四腔切面显示，心尖部向中心无收缩运动，表现出与冠状动脉灌注区域不一致的室壁运动异常。室壁运动异常区域和正常区域间的交界点（hinge point）比较明确（图 5-2-21）。

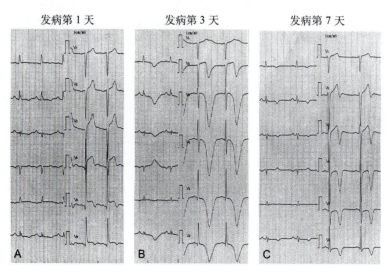

图 5-2-20　Toko-tsubo 型心肌损害：心电图

A. 发病第 1 天：$V_{1～3}$ 呈 QS 波形，$V_{4～6}$ 的 ST 段抬高；B. 发病第 3 天：T 波未见异常，QT 间期延长；C. 发病第 7 天：T 波未见异常，心电图变化很快，但心肌乳酸脱氢酶的上升很小

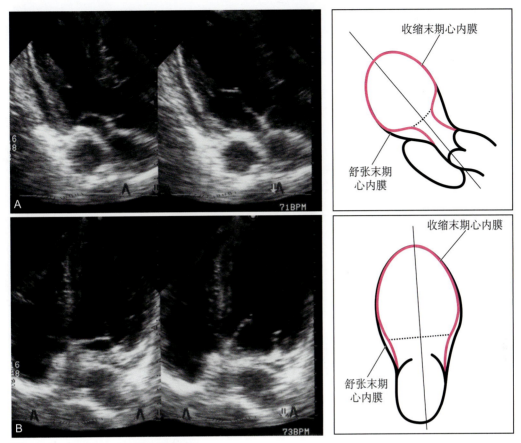

图 5-2-21 Toko-tsubo 型心肌损害
A. 心尖部长轴切面；B. 心尖四腔切面
特征为心尖部室壁呈瘤样，无收缩；心基底部过度收缩。室壁瘤和过度收缩的节点在长轴切面比四腔切面更显著。另外，还要注意二尖瓣反流、左室流出道狭窄、心尖部血栓等

第三节 心 肌 病

【肥厚型心肌病】

肥厚型心肌病是心肌遗传因子突变，左室心肌异常肥厚引起心腔狭窄的疾病。

肥厚型心肌病诊断标准：最近 ACC/ESC 指南中指出，室壁肥厚部位最厚处 15mm 以上方可诊断。因此 13～15mm 肥厚属于临界。室间隔肥厚最常见，室间隔与左室后壁的厚度之比达 1.3 以上时称为非对称性肥厚（asymmetric septal hypertrophy，ASH），成为特征性表现。

一、分类和狭窄部位的诊断

大体上分为梗阻性和非梗阻性，前者以左室长轴切面为基准分为流出道狭窄和心室中部狭窄（图 5-3-1）。根据短轴切面也有 Maron 分类法，根据该分类方法虽可以确认肥厚部位，但不够实用（图 5-3-2）。

心尖部左室长轴切面，彩色多普勒法可测定流速确定狭窄部位（图 5-3-3），接着用连续波多普勒记录狭窄部位的血流速度波形和最大血流速度，根据脉冲多普勒或者高脉冲重复频率法记录狭窄部位的血流速度波形。

1. 左室流出道狭窄（肥厚型梗阻性心肌病）　超声显示左室壁非对称性肥厚（ASH）、主动脉瓣的收缩中期关闭，二尖瓣前瓣收缩期向前运动（systolic anterior movement，SAM）（图 5-3-4、图 5-3-5）。

彩色多普勒法可显示二尖瓣反流和狭窄部位的异常血流，使用连续波多普勒法记录其血流波形（图 5-3-6）。根据反流血流速度波形的持续时间和形状可以鉴别两者（图 5-3-7），用连续波多普勒法记录的狭窄部位血流速度

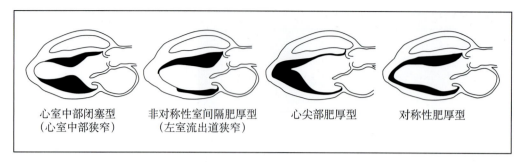

图 5-3-1　肥厚型心肌病的病型分类（左室长轴切面）
肥厚型心肌病分为非梗阻性和梗阻性。梗阻性根据狭窄部位分为室间隔中部狭窄和左室流出道狭窄

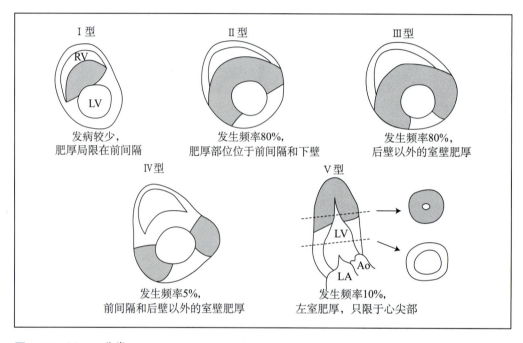

图 5-3-2　Maron 分类
用于肥厚部位的确认，但是不实用

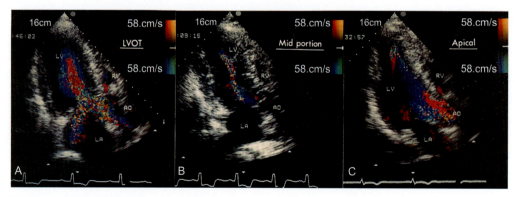

图 5-3-3　狭窄部位的确认
心尖部左室长轴切面。彩色多普勒呈"马赛克"五彩镶嵌表现，由此可以确认狭窄部位
A. 左室流出道狭窄；B. 左室中部狭窄；C. 心尖部狭窄

波形峰值出现较晚。正确使用高脉冲重复频率和脉冲多普勒法记录左室流出道狭窄部位、主动脉瓣下及主动脉瓣口的血流速度波形，合并瓣膜狭窄时还要进一步分析。狭窄部位的血流速度波形显示流出道狭窄的动态变化，峰值速度出现较晚。但是有效搏出的血液大部分在收缩前期结束，收缩后期血流速度波形的频谱变淡。研究报道称，压力差的大小和症状无关。预后不良的预测因子是左室流出道的压力差＞30mmHg，左室壁厚＞30mm。

2. 心室中部狭窄（心室中部梗阻性心肌病） 用彩色多普勒超声观察，可见心室中部五彩镶嵌加速血流。从心尖部到左室流出道，采用连续波多普勒，可以同时记录到峰值较晚的收缩期血流和等容舒张期异常血流（图5-3-8）。该等容舒张期异常血流采用脉冲波多普勒观察时，其血流方向有朝向心尖部的，有朝向心底部的，后者合并室壁瘤的时候较多（图5-3-9、图5-3-10）。另外，也有峰值较晚的收缩期血流持续到舒张期结束的病例（图5-3-11）。

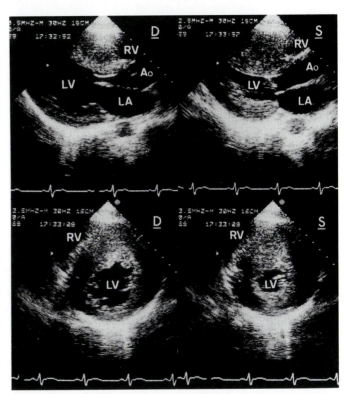

图5-3-4 肥厚型梗阻性心肌病
室间隔非对称性肥厚（ASH）和二尖瓣前叶收缩期向前运动（SAM）

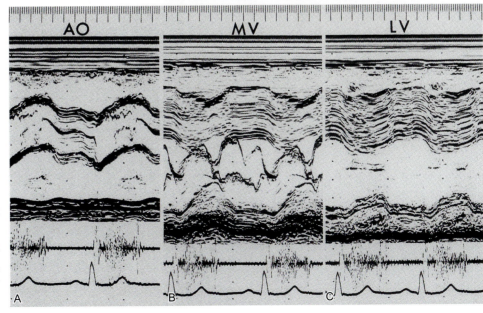

图5-3-5 肥厚型梗阻性心肌病：M型超声心动图
A. 主动脉瓣（收缩中期半关闭）；B. 二尖瓣收缩期向前运动（SAM）；C. 室间隔中部非对称性肥厚。因有中度的二尖瓣反流，室间隔显示为正常的收缩运动

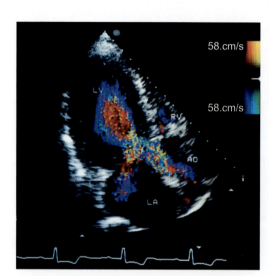
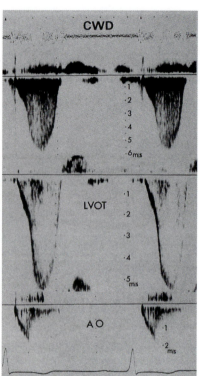

图 5-3-6 肥厚型梗阻性心肌病：血流记录

连续波多普勒法记录狭窄部位血流后，应用高脉冲重复频率法或脉冲多普勒法记录狭窄处、主动脉瓣下和主动脉瓣口的血流。当本病合并主动脉瓣狭窄时，也应进行评价

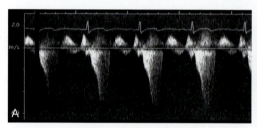
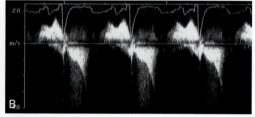

图 5-3-7 肥厚型梗阻性心肌病：左室流出道的血流记录

需分别记录狭窄部位的血流和二尖瓣反流的血流。由于声束方向不同，狭窄部位的血流和二尖瓣反流常同时被记录到，此时可通过血流波形的形态和持续时间进行鉴别。左室流出道狭窄部位的血流峰值出现较晚。

A. 狭窄部位处的血流波形；B. 狭窄部位处的血流和二尖瓣的血流重叠

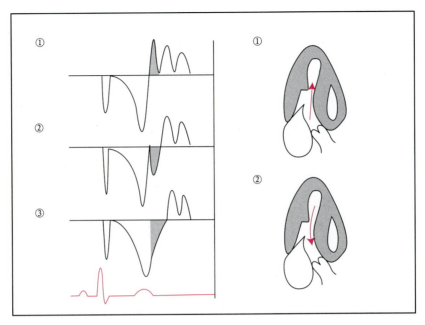

图 5-3-8 心室中部狭窄（梗阻）的血流速度波形

①等容舒张期：血流方向朝向心尖部；②等容舒张期：血流方向朝向心底部（心尖部有室壁瘤的病例，可以看见此类型血流）；③从收缩期到舒张中期：血流方向朝向心底部

该病的意义不明，有心室中部狭窄的病例，需要定期观察

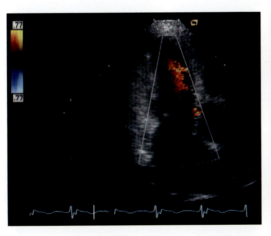 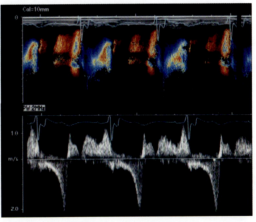

图 5-3-9 心室中部狭窄（梗阻）的血流速度波形①

收缩期血流显示峰值较晚，等容舒张期的血流朝向心尖部方向

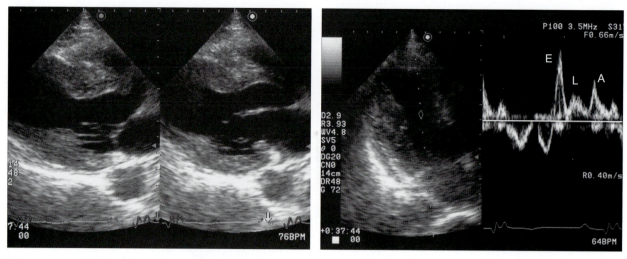

图 5-3-10 心室中部狭窄（梗阻）的血流速度波形②

收缩期血流显示峰值较晚，等容舒张期的血流朝向心底部。心尖部可见室壁瘤，可能由于心尖部和心底部之间的压力差，所以等容舒张期血流朝向心底部。二尖瓣血流速度波形在舒张中期可见 L 波，提示有舒张功能障碍

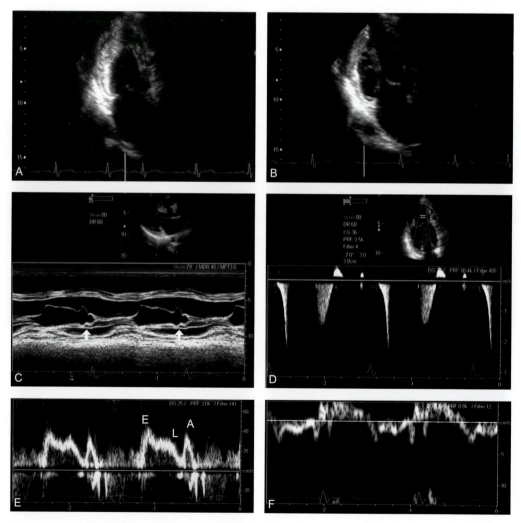

图 5-3-11 心室中部狭窄（梗阻）的血流速度波形③

收缩期血流显示峰值较晚，持续到舒张期（D）。二尖瓣 M 型超声可见 B-B′ 波形（C），二尖瓣舒张期血流速度波形可见舒张中期 L 波（E），二尖瓣环处运动波形可见舒张中期波形（F）

以上所见均为舒张功能障碍的重要表现。心尖部周边可见心肌肥厚，心尖部变薄（A，B），经 MRI 检查确认有室壁瘤

3. 心尖肥厚型心肌病　心尖肥厚型心肌病的报道较多，心电图可见巨大倒置的T波，舒张期的左室腔成"铲"状，心尖部心肌肥厚为其特征性表现（图5-3-12）。形态上是心尖部肥厚型心肌病，但在心室中部有压力阶差存在，也有合并室壁瘤的病例。一定要确认有无心室内压力阶差存在（特别在心室中部）。

4. S形室间隔　尽管没有心肌增厚的情况，但表现类似于主动脉瓣下狭窄。测量室间隔厚度时应慎重（图5-3-13）。

5. 扩张性肥厚型心肌病　肥厚型心肌病随病情发展，也有发展为扩张型心肌病的病例。肥厚的左室壁逐渐变薄，内径进行性扩大。可见于5%～10%的肥厚型梗阻性心肌病。

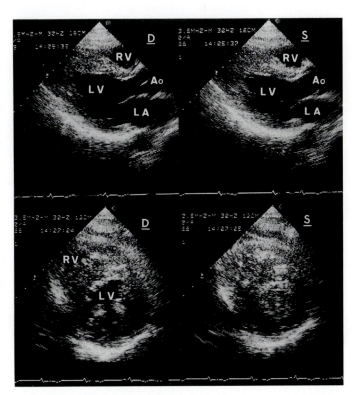

图5-3-12　心尖肥厚型心肌病
从心室基底部位到中部未见心肌肥厚，心尖部可以看到心肌肥厚，舒张期左室腔呈"铲"状。左室内血流速度波形呈心室中部狭窄样波形

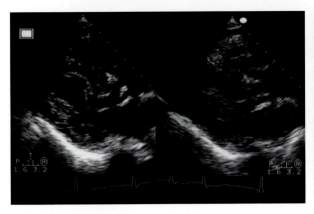 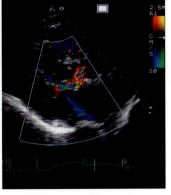

图5-3-13　S形室间隔
室间隔中部和左室后壁厚度测量时需要注意声束方向；也有病例左室流出道会产生压力差

二、舒张功能的评价方法

不管是否有左室流出道阶差存在，该病均以左室扩大为主要病变，左室流入道（二尖瓣）血流波形，多显示为松弛障碍充盈模式。鉴别正常血流速度波形和假性正常的血流速度波形很重要。

关于舒张功能的评价，可以根据组织多普勒法二尖瓣环速度（E'），算出E/E'，测量左室流入道血流传播速度（FPV）。其中E/E'在肥厚型心肌病使用有限，但FPV比较有价值（图5-3-14）。左室舒张末期压力测定（EAd – PVAd）和左房容积的计算也是必须检查的项目。另外，二尖瓣M型超声B-B′台阶形成、舒张中期的L波等，均表示左房压力上升（图5-3-11）。

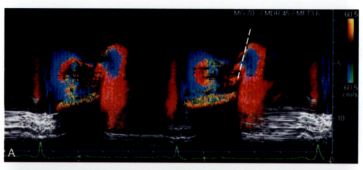
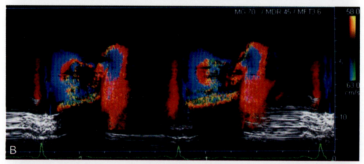
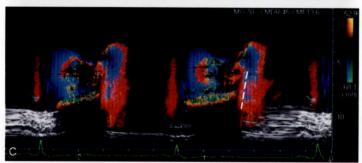

图5-3-14　肥厚型心肌病的舒张功能评价（彩色M型超声法）

根据彩色M型超声法记录二尖瓣流入道血流，根据零移位法记录流入血流的传播速度。由于返折点开始于心室中部，计算传播速度很难。A图中的传播血流速度波形，FPV = 42cm/s，减低。C图中的二尖瓣口传播血流速度波形，FPV = 82cm/s，为正常值

三、非致密化心肌病

该病为伴随心肌结构异常的先天性心肌病，胎儿期心脏非致密化，左室扩大，收缩功能不全。其心脏扩大、收缩功能不全的表现类似于扩张型心肌病。以往报道多见于儿科领域，为较少见的心肌病，但目前也有成人发病的报道。

本病的左室心肌特征是心肌由两层构成，心外膜侧较薄，为致密层（C）；心内膜侧较厚，为非致密层（N）（过度突出的肉柱）。非致密层与致密层厚度比（N/C）＞2.0，非致密层内的隐窝部位被左室内的血液充填也是该病的特征之一（图5-3-15）。

非致密化心肌的分布，大部分位于从左室中央部到心尖部的左室下壁或侧壁，基底部很少。

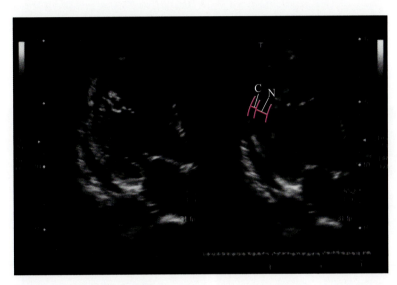

图5-3-15　非致密化心肌病
　　本病左室心肌由两层构成，心外膜侧较薄，为致密层（C）；心内膜侧较厚，为非致密层（N）（过度突出的肉柱）。非致密层与致密层厚度比（N/C）＞2.0，非致密层内的隐窝部位被左室内的血液充填也是该病的特征之一

【扩张型心肌病】

扩张型心肌病是非缺血性心肌病中的常见临床类型。具有左室扩大，左室呈球状，左室壁菲薄，二尖瓣环扩大导致二尖瓣反流及左室收缩功能不全等特征（图5-3-16）。

需要与缺血性心肌病（三支病变）、BWG综合征等鉴别，由于涉及外科治疗（瓣膜成形术等）、β受体阻断药治疗及心功能不全等治疗，范围较广，因此，对收缩功能、舒张功能的评价及肺动脉压、左室舒张末压等的估测必须非常严密。

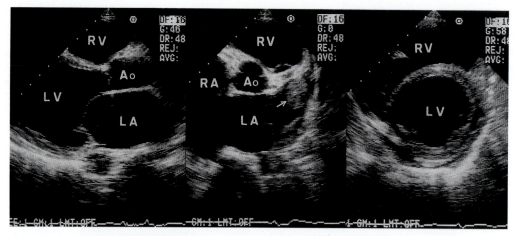

图 5-3-16　扩张型心肌病的切面图

左室扩大，呈球形，心室壁变薄，收缩功能减低，左房左心耳内可见血栓

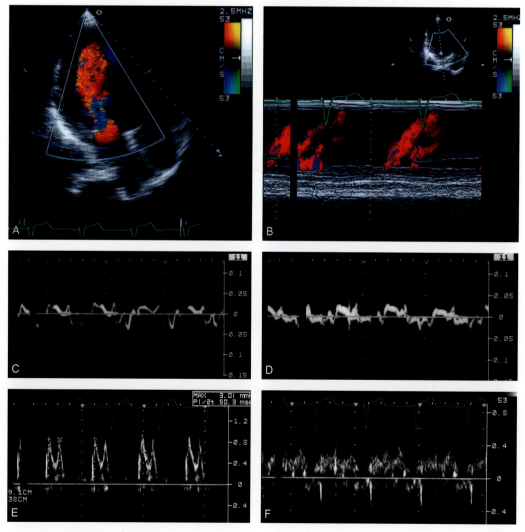

图 5-3-17　扩张型心肌病病例

E/A：98/96，DcT：170ms，FPV：36cm/s，E′ septal：3cm/s。E/E′：98/3，PVAd-MAd＝40ms，E-FPV＝98－36＝68cm/s。二尖瓣流入道血流速度波形需要与假性正常鉴别。二尖瓣流入道血流传播速度及肺静脉血流速度波形提示左房平均压和左室舒张末压上升

一、心脏同步化治疗：不同步性的评价

药物治疗无效的心功能不全病例，QRS波延长，心室内传导障碍，导致局限性心脏收缩延迟（dyssynchrony）时，通过双心室起搏进行心脏同步化治疗（cardiac resynchronization therapy，CRT）已成为临床焦点。

心脏运动不同步有四种情况（表5-3-1），其中心室内不同步的评价非常重要。

表 5-3-1 非同步性运动的评价方法

房室不同步	心房-心室不同步
	传导障碍致舒张延迟，舒张期充盈时间相对减少
	必须设定适当的房室延迟时间
心室间不同步	左室-右室间不同步
	脉冲波多普勒法，将取样容积放置在左右室流出道，计算左右室射血前期时间差，来评价左室-右室同步性
心室内不同步	心室内不同步
	评价心室内不同步非常重要。室间隔与左室游离壁的不同步评价非常重要
舒张期不同步	舒张期不同步
	不仅收缩期不同步，还存在舒张期不同步。治疗后需评价舒张期不同步情况和舒张功能的改善情况

二、心室内不同步的评价方法

心电图上根据QRS波宽度很难评价心室内不同步性，现将心室内不同步（intraventricular dyssynchrony）的各种评价方法做一讨论。

1. **M型超声法** 用M型超声法直接记录左室前壁和后壁的运动，由于界定收缩最高点有些困难，许多学者不赞成使用该方法[室间隔与后壁运动相比时间差延迟（septal to posterior wall motion delay，SPWMD）/截断点130ms）]（图5-3-18）。

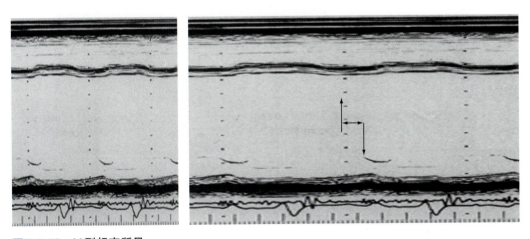

图 5-3-18 M型超声所见
　　室间隔和左室后壁运动相比较，室间隔兴奋早，但峰值不是很明显。室间隔和左室后壁的最大收缩期增厚的时间点比较，SPWMD = 160ms

2. **组织多普勒法** 组织多普勒法是根据室间隔和左室游离壁的组织运动达到峰值速度的时间差来计算。心尖四腔切面和心尖长轴切面，计算室间隔和侧壁及后壁的达峰时间差（图5-3-19）。

3. **应变法** 应变追踪技术很少受周围组织的影响，不受多普勒入射角的影响，采用左室短轴切面可以全方位评价。轴向向心方向应变的峰值变化和圆周方向应变意义等需要进一步研究（图5-3-20）。

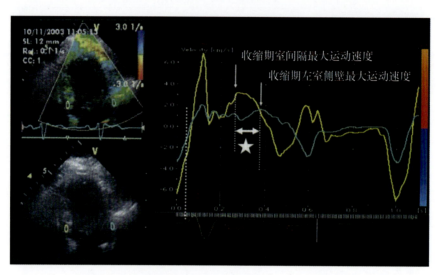

图5-3-19 根据组织多普勒法评估左室内不同步

心尖四腔切面，以室间隔和侧壁到达最大运动速度的时间差为指标。取样部位取四处或八处，根据运动达峰时间差来判定同步性（取样部位：黄色为室间隔，蓝色为左室侧壁）

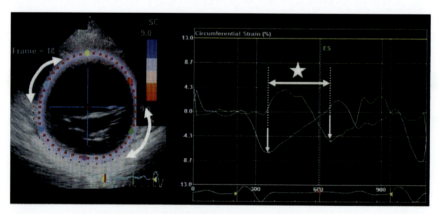

图5-3-20 应变追踪成像左室长轴切面室壁运动不同步评价

左室基底部短轴切面，圆周方向的局部应变解析。室间隔和侧壁达峰时间差作为评价指标

【继发性心肌病】

心肌病变的原因清楚或心肌病变可能是全身疾病的一部分表现时，称为继发性心肌病。心肌的弥漫性肥厚，心室壁的收缩期增厚消失，心室壁回声呈颗粒样，局部心肌变薄等特征性的表现可帮助确诊。

1. **心肌淀粉样变** 心室壁倾向于肥厚，收缩期增厚消失，全心动周期心肌厚度不变。心肌内可见特征性的颗粒状回声，如同口琴一样（图5-3-21）。典型的病例表现为限制型充盈。

2. **结节病** 结节病是原因不明的肉芽肿性疾病，肺、心脏、脾、胃、眼等形成肉芽肿。左室扩大少见，室壁运动减低和局部左室壁菲薄化（室间隔基底部），局部室壁运动异常的分布无法用冠状动脉的支配区域来解释（图5-3-22）。可有弥漫性室壁运动减低和室壁瘤形成，出现与扩张型心肌病同样的室壁运动异常。

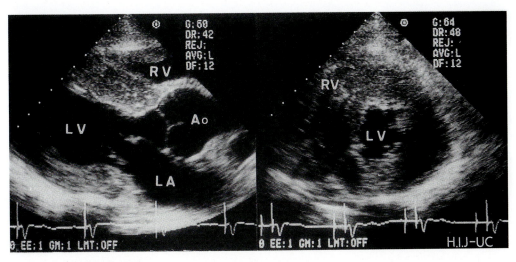

图 5-3-21　心肌淀粉样变

　　心室壁有肥厚倾向，心肌内可见特征性的颗粒状回声（granular sparkling）。如同口琴一样。限制型充盈模式较多见

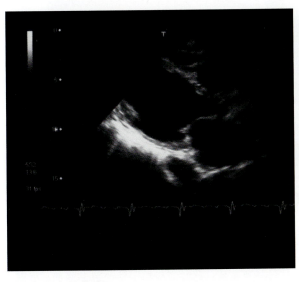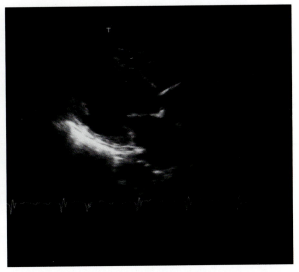

图 5-3-22　结节病

　　室间隔基底部变菲薄，可见左室后壁收缩减低。局部室壁运动异常的分布范围无法用冠状动脉的支配区域来解释

　　3. **Fabry 病（α 半乳糖苷酶 A 缺乏病）**　本病是先天性糖脂代谢异常，引起心脏肥大的全身性代谢性疾病。心脏性 α 半乳糖苷酶 A 缺乏病多在中老年发病，表现为左室肥大为主的心脏异常。有报道，在原因不明的左室肥大病例中，有一些患者是非典型的 α 半乳糖苷酶 A 缺乏病。虽然多数引起非对称性心肌肥大，但晚期肥大程度减弱，室壁运动开始减低，类似扩张性肥厚型心肌病表现（图 5-3-23）。也有报道认为心内膜呈"双层样"改变。

　　4. **酒精性心肌病**　长期过量摄取酒精引起的类似扩张型心肌病的心肌病变，称酒精性心肌病。由于病因明确，因此，属于继发性心肌病范畴。

　　酒精性心肌病表现同扩张型心肌病，有左室扩大，心肌重量增加，但不伴有心肌肥大，左室功能减低（图 5-3-24）。

　　5. **致心律失常右室型心肌病**　右室大多表现为局限的心肌细胞脂肪变性。右室流出道也出现此病变，导致右室流出道扩张，为本病的特征性表现。

　　6. **限制型心肌病**　左室僵硬度增加，呈低谷-平台波形，血液充盈仅见于舒张早期，舒张中期及以后几乎没有血液充盈。

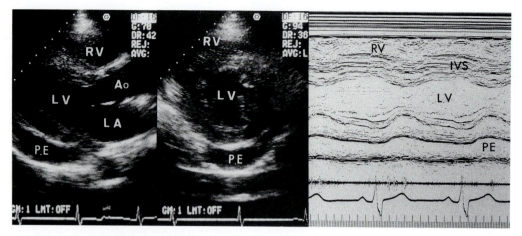

图 5-3-23 α 半乳糖苷酶 A 缺乏病

虽然多数引起非对称性心肌肥大，但晚期肥大程度减弱，室壁运动开始减低，类似扩张性肥厚型心肌病表现。也有报道认为心内膜呈"双层样"改变

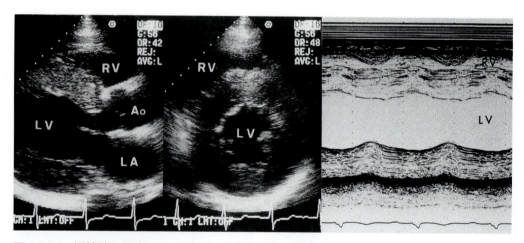

图 5-3-24 酒精性心肌病

酒精性心肌病，表现同扩张型心肌病，有左室扩大，心肌重量增加，但不伴有心肌肥大，左室功能减低

疾病初期，左室呈现松弛障碍变化；疾病晚期，左室呈限制型充盈，此时应与缩窄性心包炎鉴别。根据世界卫生组织（WHO）的心肌病定义和分类报告（1995年），特发性限制型心肌病与继发性心肌病区别很大，后者包括心肌淀粉样变、α 半乳糖苷酶 A 缺乏病、血色病、心脏结节病、心内膜弹性纤维增生症等。

第四节 高血压心脏病

高血压心脏病是左室为克服其后负荷的增加而产生的结构上的代偿性适应性变化，形态学主要表现为左室肥厚。

判断左室肥厚的简单方法有心电图，一般情况下使用的电压标准为：$SV_1 + RV_5$ 或者 $V_6 > 35mm$。

心脏超声不仅可以方便地测量间隔及左室后壁厚度，还可以计算心肌重量，评价左室形态和舒张功能。心肌肥厚，先出现舒张功能障碍，舒张功能不全的基本疾病大多是高血压病，不仅要评价有无心肌肥大，定期、持续的舒张功能评价也很重要。

一、心肌肥厚的评价

1. 心肌重量的测定方法　心肌重量的测定方法有M型超声和二维超声法。左室整体心肌运动异常时可采用M型超声计算心肌重量；当出现局限性心肌运动异常的病例，不能使用M型超声计算心肌重量。美国超声心动图学会推荐使用二维超声法。

① 根据M型超声法计算：应用常规的左室测量指标即可计算心肌重量。使用M型超声要保证声束与室壁垂直。与高血压疾病一样，应用该方法计算心肌重量只限定于左室整体呈均一变化的疾病。获得适当的M型超声图像后，于舒张末期测量左室内径（LVDd）、室间隔厚度（IVSd）和左室后壁厚度（PWd）。右室腔内有调节束和肉柱，左室有腱索和乳头肌，测量时应注意。根据以下公式计算左室心肌重量。

＊根据M型超声法计算心肌重量
　　左室心肌重量（LVmass；g） = 1.04 × $\{(LVDd + IVSd + PWd)^3 - (LVDd)^3\}$ － 13.6
　　左室心肌重量指数（LVmass index；g/m^2）
　　　正常值＜110，轻度增加110～140，中度增加140～170，重度增加＞170
　　　男性：108，女性：104（日本人）
---

② 根据二维超声计算：二维超声法有面积-长度法和椭球法，两者的精确度无差异。

面积-长度法是从胸骨旁左缘获得乳头肌水平左室短轴切面，描记舒张末期心外膜和心内膜，获得两者之差即心肌面积，要除外乳头肌和腱索。然后，在心尖四腔切面或者两腔切面测量左室长径，测量各水平的距离，得出的值代入下列公式求心肌重量（图5-4-1）。

＊根据二维超声法的心肌重量计算公式（面积-长度法）
　　LVmass － 1.05 $\{5/6 × A_1 (a + d + t) - 5/6 × A_2 (a + d)\}$
　　A_1：乳头肌水平的心外膜描记的面积；A_2：乳头肌水平的心内膜描记的面积
　　$a + d$：从瓣环部到心尖心内膜面的距离；t：平均壁厚
---

2. 肥厚的评价方法　根据相对左室壁厚（relative wall thickness，RWT）进行左室形态评价。

RWT根据以下公式进行计算：

RWT ＝（IVSd + PWd）/LVDd
IVSd：舒张期室间隔厚度；LVDd：左室舒张末期内径；PWd：舒张期左室后壁厚度

也有报道，将（IVSd + PWd）简化为（PWd×2）。

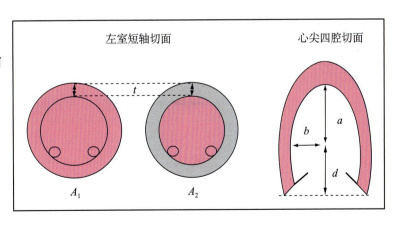

图5-4-1　左室心肌重量的计算（二维切面法）

乳头肌水平的短轴切面（舒张末期）。
A_1：心外膜描记的面积。
A_2：心内膜描记的面积。
a：乳头肌水平到心尖水平的距离。
d：二尖瓣水平到乳头肌水平的距离。
b：心内膜的短径（乳头肌水平）。
t：平均心室壁厚度

二、高血压性心脏肥厚的左室形态分类法

根据上述提到的左室心肌重量指数（110g/m²）和相对室壁厚度（0.41）进行左室形态的分类（图5-4-2、表5-4-1）。该方法适用于高血压病和扩张型心肌病等左室运动整体均一变化的疾病，但不适用于心肌梗死、肥厚型心肌病等局限性心肌异常病例。

高血压病也可以没有显著的心肌肥厚，虽然左室肥厚的程度用室壁厚度来表示，但左室心肌重量和相对厚度也可代表左室肥厚的程度。

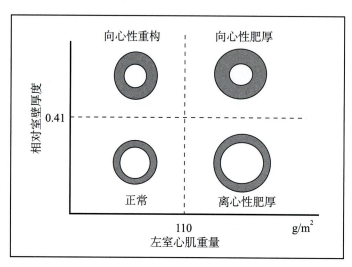

图 5-4-2　左室心肌肥大的形态学评价

表 5-4-1　左室形态的分类

正常形态	一般疾病初期的左室形态
向心性重构	与初期的左室形态相比，左室内径缩小，壁厚增加，收缩期室壁的应力正常
向心性肥厚	由向心性重构能力有限、左室心肌重量和室壁压力的增大所致，收缩期室壁应力正常
离心性肥厚	收缩期室壁应力不正常，形态异常（左室收缩功能不全）

三、关于舒张功能的评价

舒张功能不全由高血压病引起的比较多（图5-4-3）。

舒张功能不全的特征有：收缩功能是正常的，左室舒张末压上升。二尖瓣口血流的松弛性异常及假性正常等反映了左房和左室舒张期压力差，左室舒张末期压力的变化对于评价舒张功能很重要。

二尖瓣瓣环运动速度（E′）受年龄及心肌重量的影响，评价舒张功能有一定局限性。

根据二尖瓣流入道血流传播速度（FPV）及E峰速度/FPV推定左室舒张期压（平均肺动脉压），根据肺静脉A波持续时间与二尖瓣A峰持续时间差（PVAd − MAd）来推算左室舒张末期压很重要。另外，从远期评价来说，左房容积也很重要。

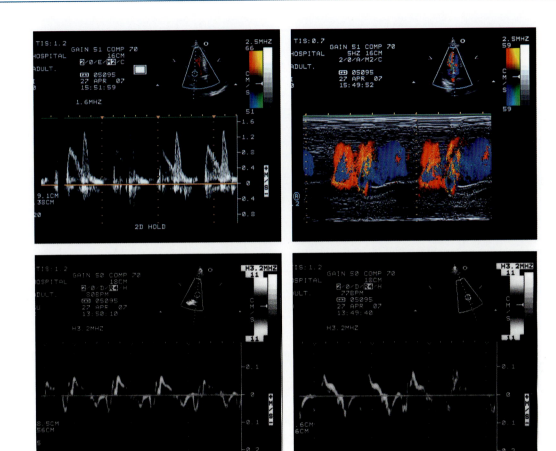

图 5-4-3 病例：高血压心脏病

服用降压药控制良好。心肌重量指数：132g/m²。二尖瓣流入道血流速度（E/A = 100/135，DcT：250ms），E′s：6.0cm/s；E′$_L$：7.0 cm/s；E′/Es：16；E′/E$_L$：14；FPV：55cm/s，E-FPV = 45cm/s。左室松弛障碍（左房平均压在正常范围内）评价，根据组织多普勒法，二尖瓣瓣环运动速度变小，与心肌肥厚也有关

第五节 感染性心内膜炎

由于血流异常导致心内膜面不光滑，微生物增殖，形成赘生物，是不能自然治愈的严重感染性疾病。发病率为1年（10～50）/100万，早期诊断和适当的治疗很必要。

发病原因包括基础性心脏病疾病，检查或医疗处置时一过性的菌血症等。调查报告（848例）显示，约18%发病者无基础性疾病，约半数不是医疗处置引起的菌血症，最多的是牙科治疗引起，占18%。

也有在遗传性皮肤炎治疗中出现该病的情况，临床上有这样一种印象：似乎任何原因都可以引起该病。

一、感染性心内膜炎病变

致病菌的集聚（感染灶）形成赘生物（vegetation），在瓣环部及心内膜处导致瓣膜瘤、瓣膜穿孔、腱索断裂、细菌性动脉瘤（mycotic aneurysm）及假性室壁瘤等（图5-5-1）。

从发病开始到诊断治疗长达4周以上时，需要确认主要血管（特别头颅内动脉）是否有细菌性动脉瘤病变。另外，随病变进展，可引起急性瓣膜反流，传导障碍，对由赘生物引起的栓塞症的检出也很重要（表5-5-1）。

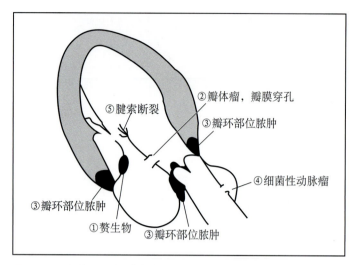

表 5-5-1 评价的项目

心内膜炎病变的种类
基础疾病的诊断
重要并发症的预测
　栓塞症的风险
　难治性心功能不全
血流动力学变化
　急性瓣膜反流，注意房室传导障碍
手术适应证的确定

图 5-5-1　感染性心内膜炎的心脏病变

二、图像记录和赘生物判定注意事项

赘生物（vegetation）是附着于瓣尖和瓣叶支持组织的异常物体，易附着于主动脉瓣的左室侧及二尖瓣的左房侧。在瓣膜以外，被反流射流所击打的室间隔和左房壁、被分流击打的右室流出道也可以有赘生物形成（图5-5-2～图5-5-4）。

活动期的赘生物超声表现回声低，且柔软。附着于狭窄瓣膜的赘生物诊断很难，需调整敏感度，与周边组织比较后作出判断。

初次检查心内膜病变是阴性时，临床强烈建议1～2周或以后再进行检查。经胸壁超声检查的检出率约60%，有时需果断进行经食管超声检查。

赘生物的大小及脆弱性的评价为栓塞风险评估和外科治疗方案选择提供了重要信息。主动脉二尖瓣畸形为基础疾病的病例，不仅是赘生物的诊断，瓣环部到升主动脉的病变情况也要注意检查（图5-5-5、图5-5-6）。应注意与起搏电极导管、中心静脉导管附着的血栓与乳头状纤维弹性组织等鉴别。

瓣环部的脓肿，以瓣环部超声出现无回声区（free-space）为特征，一般瓣周脓肿以低回声为主，但根据脓肿内容物性状不同，也可以表现为有回声。特别是二尖瓣-主动脉瓣瓣内纤维瘤（mitral-aortic intravalvular fibroma, MAIVF）的瓣环部脓肿应注意是不是置换瓣性心内膜炎病变，必要时做经食管超声检查（图5-5-7、图5-5-8）。

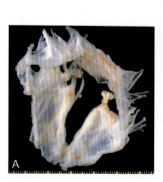
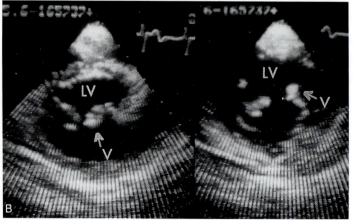

图 5-5-2　附着于二尖瓣前瓣瓣尖的赘生物

　　基础疾病为心内膜垫缺损。A 图为二尖瓣前叶裂（cleft）附近附着的赘生物

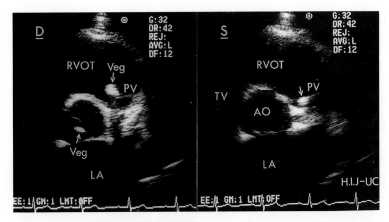

图 5-5-3　附着于肺动脉瓣的肉芽肿
基础疾病为动脉导管未闭。可见同时附着于肺动脉瓣和主动脉瓣的赘生物

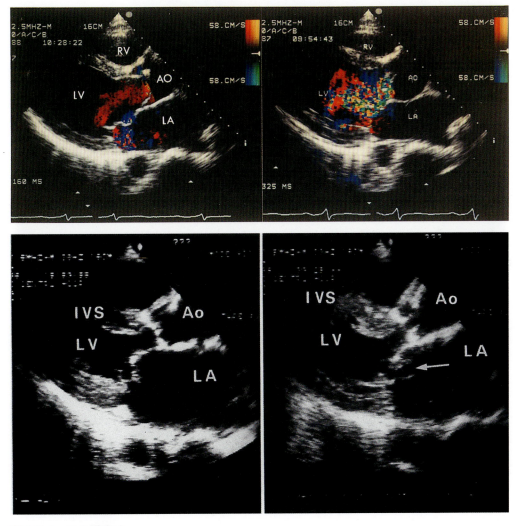

图 5-5-4　二尖瓣穿孔
主动脉瓣的炎症波及二尖瓣，从二尖瓣瘤处引起二尖瓣穿孔

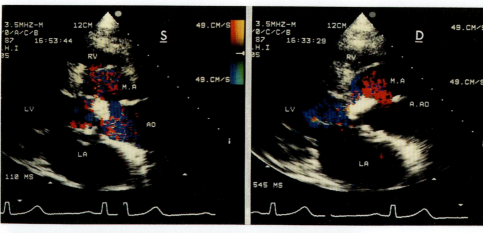

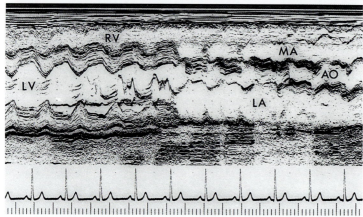

图 5-5-5 附着于主动脉瓣的肉芽肿和假性主动脉瘤（细菌性动脉瘤）

主动脉二叶瓣，有赘生物附着，最后发展为主动脉前方细菌性动脉瘤（假性）（MA）。主动脉二叶瓣，由于主动脉壁的脆弱性和异常方向上的射出血流，主动脉壁也容易产生感染性心内膜炎。在此病例中，假性动脉瘤和原来的主动脉、左室间可见异常交通

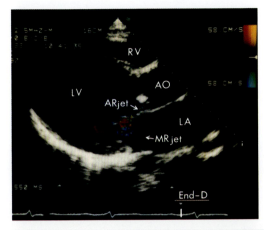

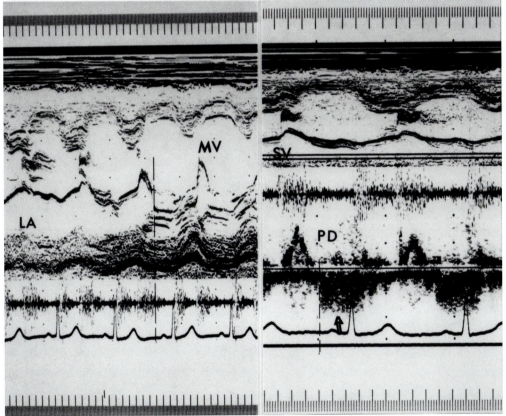

图 5-5-6 附着于主动脉瓣的赘生物和急性主动脉瓣反流

基础疾病为主动脉瓣二叶瓣。由于急性主动脉瓣反流，左室舒张末期压力急剧上升导致二尖瓣舒张早期关闭

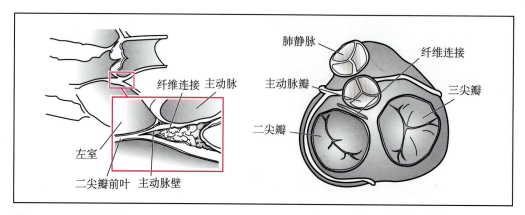

图 5-5-7　二尖瓣前瓣 - 主动脉接合处
左室流出道长轴切面，主动脉后壁和二尖瓣前瓣移行部左房上壁的周围有很多脂肪组织，为置换瓣性心内膜炎瓣环部脓肿的好发部位

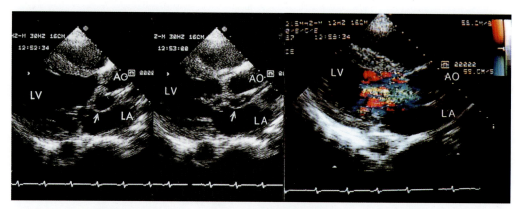

图 5-5-8　附着于主动脉瓣的赘生物 + 假性室壁瘤（瓣环部脓肿）
基础性疾病不明。可见附着于主动脉瓣的赘生物和主动脉瓣下的向左房侧突出的瘤样结构（→）。收缩期扩大，舒张期缩小。彩色多普勒法显示该瘤与左室交通。二尖瓣前瓣 - 主动脉接合部形成瓣环部脓肿（MAIVF），发展成假性心室壁瘤，经手术确认。也有报道，假性室壁瘤可以向左房、主动脉及心外膜处穿孔

第六节　先天性心脏病

成人先天性心脏病发病率报道不一，但房间隔缺损（atrial septal defect，ASD）和室间隔缺损（ventricular septal defect，VSD）占85%。根据彩色多普勒诊断分流部位很容易。狭窄、反流部位的评价，分流量、肺动脉压的计算等其他指标也是必须检查的项目。另外，分流疾病也可合并狭窄病变（瓣膜狭窄、流出道及流入道狭窄），要十分注意。儿童心脏病诊断学对儿童心脏疾病的超声诊断从节段分析法开始，成人先天性心脏病也需要这种方法。

一、发病率

成人先天性心脏病发病率中，房间隔缺损55%～60%，室间隔缺损20%～25%，肺动脉瓣狭窄5%左右，法洛四联症5%左右，其余为动脉导管未闭、Ebstein畸形、心内膜垫缺损、矫正型大动脉转位等（图5-6-1）。

对于在术前原发疾病基础上进行了手术的病例，有必要了解术后解剖学变化和血流动力学变化。

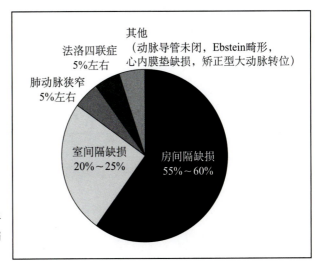

图 5-6-1 成人先天性心脏病的发病率
分流疾病和瓣膜狭窄很多,要注意有合并畸形的存在。手术病例有所增加。对于在术前原发疾病基础上进行了手术的病例,有必要了解术后解剖学变化和血流动力学变化

二、节段分析法

1. 节段分析法的节段表示方法　心脏的节段分析法,主要分为三个节段(心房位、心室位、大血管位)和两个连接(心房-心室连接,心室-大血管连接)共五步组成(表5-6-1、图5-6-2)。

使用 {①,②,③} 表示上述关系(①心房位,②心室位,③大血管位及心室-大血管连接)。正常心脏以 {S,D,D}(应该是 {S,D,S},译者注)表示(心房正位,心室右袢,主动脉在肺动脉的右后方,即主动脉位于右侧,心室起源正常)(表5-6-1)。

2. 节段分析法的分析步骤(图5-6-2)

①心房位判断(图5-6-2①)

右房,正位(S)、反位(I)、不定位(A)。

剑下横断面,正常位、下腔静脉在脊柱的右侧、右房位于右侧。

②心室位判断(图5-6-2②,③,④)

解剖学右室,位于右侧为右袢;位于左侧为左袢。

心室短轴切面:正常时后方的心室断面呈圆形(房室瓣水平)。获得乳头肌水平到心尖水平的短轴切面,比较乳头肌和室间隔内侧面,从而决定后方左侧的心室(表5-6-2)。

心尖四腔切面:室间隔与声束方向平行,从四腔心切面能够明确显示两个心室的房室瓣附着部位。除了共同房室瓣畸形,房室瓣的附着部位低(近心尖部)的瓣膜为三尖瓣,三尖瓣即决定与之相连的心室为解剖学右室。

成人心尖四腔切面容易记录。接着将此切面向前方倾斜,即可观察心室和大血管的关系(图5-6-2④)。

③大血管位判断(图5-6-2⑤)

大血管短轴切面,探头放置于胸骨左缘或右缘,设计切面使后方的大血管显示为圆形,从此切面倾向到头侧,首先确定向后方伸展的肺动脉和主动脉。如果主动脉在肺动脉的右侧,则为主动脉右位(D-position),在左侧,则为主动脉左位(L-position)。正常心脏用 {S,D,D}(应该是 {S,D,S},译者注)来表示。

表 5-6-1　节段分析法的分析步骤

心脏主要分段	心房位	正位(S:situs solitus),反位(I:situs inversus),不定位(A:situs ambiguus)
	心室位	D-loop(右室在右侧),L-loop(右室在左侧)
	大血管位	D-position(主动脉在肺动脉的右侧),L-position(主动脉在肺动脉的左侧)
关系判断	心房-心室连接	
	心室-大血管连接	

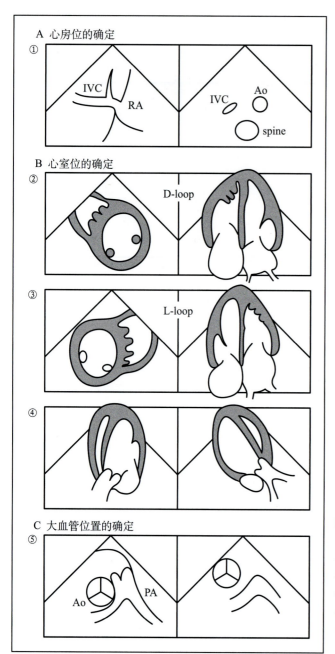

图 5-6-2 节段分析法

A.心房位的确定（①）右心房：正位（S），反位（I），不定位（A）。B.心室位的确定（②，③，④）解剖学右室：位于右侧，右袢（D-loop）；位于左侧，左袢（L-loop）。②D-loop（右袢）：解剖学右室位于左室的右侧。三尖瓣的位置接近心尖部。③L-loop（左袢）：解剖学右室位于左室的左侧。C.大血管位置的确定（⑤）

表 5-6-2 心房、心室、大血管的识别

心房	右房：下腔静脉注入	左房：肺静脉注入	腹部横断面
心室	右室：房室瓣附着位置低 粗的肉柱形态 室间隔面欠光滑 有漏斗部	左室：有两个乳头肌 没有粗的肉柱形态 室间隔面光滑 没有漏斗部	心尖四腔切面 心室短轴切面
大血管	肺动脉：从心室发出后开始分支 没有弓的形成	主动脉：从心室发出直向后 没有分支 有弓的形成	大动脉短轴切面

三、分流部位及分流量的计算

高速分流检出较容易，低速分流（房间隔缺损等）或肺动脉高压导致分流速度较低时，必须采用组织多普勒法获得血流速度波形进行分析。

分流疾病严重程度判定标准之一是分流量的多少，根据右室流出道和左室流出道算出右室和左室搏出量，求得肺-体血流量比（Qp/Qs）=右室搏出量/左室搏出量。动脉导管未闭时，计算左室搏出量/右室搏出量（图5-6-3）。

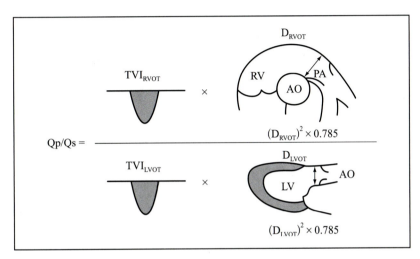

图5-6-3　搏出量的计算

D_{RVOT}，右室流出道；D_{LOVT}，左室流出道；TVI，时间速度积分

四、肺动脉压的评价

肺动脉压的推算（肺动脉高压的评价）在各种心脏疾病中都很重要（表5-6-3）。

在室间隔缺损、动脉导管未闭中，由分流最大速度也可推算出有无肺动脉高压（4m/s以上时没有肺动脉高压），肺动脉高压的严重程度通常采用肺动脉收缩压（表5-6-4）来表示，可利用三尖瓣反流速度通过简易伯努利方程计算得出（表5-6-5、图5-6-4）。也可用肺动脉瓣反流速度算出肺动脉压，但较少用（图5-6-5）。肺动脉瓣反流（舒张末期）速度1.2m/s以上时，肺动脉高压的可能性大，从肺动脉舒张末期压推算左室舒张末期压很难。右房压的推算须根据下腔静脉的内径随呼吸变化的情况，但必须在仰卧位记录（表5-6-6）。

表5-6-3　肺动脉高压的诊断标准（此诊断标准已经过时）

	正常	肺动脉高压
肺动脉收缩压（mmHg）	15~30	≥30
肺动脉舒张压（mmHg）	2~8	≥10
肺动脉平均压（mmHg）	9~18	≥20

表5-6-4　肺动脉高压的严重程度

	正常	轻度	中度	重度
肺动脉收缩压（mmHg）	18~30	31~40	40~70	≥70

表5-6-5　根据连续波多普勒法推算肺动脉压

*三尖瓣反流（TR）
　肺动脉收缩压：$4×（三尖瓣反流速度）^2+右房压$

*肺动脉瓣反流（PR）
　平均肺动脉压：$4×（肺动脉瓣反流峰值速度）^2$
　肺动脉舒张末期压：$4×（肺动脉瓣舒张末期速度）^2+右房压$

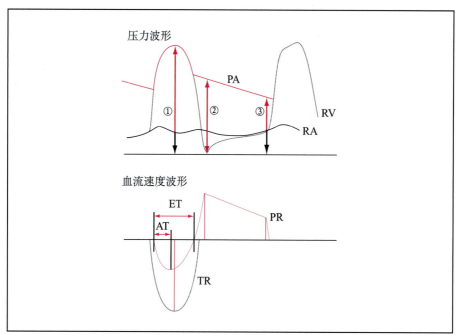

图 5-6-4　根据三尖瓣反流和肺动脉瓣血流速度波形计算肺动脉压

①根据三尖瓣反流速度波形推算肺动脉收缩压；②肺动脉舒张压：与肺动脉平均压有关；③肺动脉舒张末期压

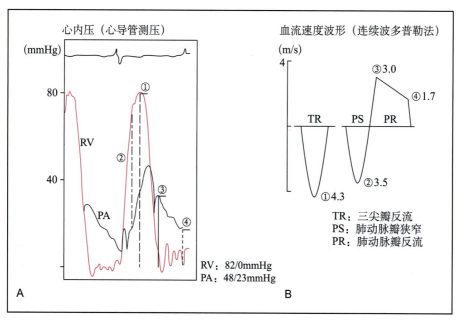

图 5-6-5　肺动脉瓣狭窄压曲线（右室，肺动脉）和血流速度波形

A. 心脏导管法同时记录右室压（RV）和肺动脉压（PA）。B. 连续波多普勒法获得的血流速度波形。①右室收缩期压：$4×4.3^2 + 10 = 84$ mmHg；②右室 - 肺动脉间最大压力差：$4×3.5^2 = 49$ mmHg；③平均肺动脉压：$4×3.0^2 = 36$ mmHg；④肺动脉舒张末期压：$4×1.7^2 + 10 = 21.5$ mmHg，代入简易伯努利方程式，｛①－②｝可以算出肺动脉收缩压，较平均肺动脉压和肺动脉舒张压可更好预测肺动脉高压的存在

表 5-6-6　右房压的推算标准（此诊断标准已经过时）

下腔静脉内径（mm）	吸气时内径减小百分比（%）	右房压（mmHg）
5～20	≥50	5（0～5）
5～20	≤50	10（6～10）
≥20	≤50	15（11～15）
≥20	无变化	20（16～20）

注：右房压由5mmHg、10mmHg、15mmHg、20mmHg代入

五、房间隔的发育

房间隔在发生学上，由两个膜形组成。胚胎期由原始心房的头背侧向心内膜垫（将来的房间隔下部、室间隔上部及形成房室瓣的组织）方向长出第一隔，即原发隔。第一隔和心内膜垫之间形成原发孔，第一隔和心内膜垫愈合，将原发孔关闭，上方形成继发孔（①～②）。之后右房顶部出现第二隔，即继发隔，两个隔并列并保持一定间隙。胚胎期右房通过该间隙由卵圆孔向继发孔（右房→左房）分流（③）。出生期这两个隔愈合形成一个房间隔，卵圆孔呈圆形凸向左房侧，残留为卵圆窝（⑤）。当右房压瞬间大于左房压时，可见瞬间右向左分流（特别是在瓦氏动作时，可以见到愈合的房间隔出现间隙），称为卵圆孔未闭。愈合的房间隔残存间隙时，可见房水平的分流（左向右分流），这称为房间隔受牵拉后的房间隔缺损（stretched ASD）（⑥），也有报道称卵圆孔未闭。

继发孔型房间隔缺损发生于继发孔的不完全闭合（④），原发孔型房间隔缺损是原发隔缺损引起，是心内膜垫缺损的不完全型（图5-6-6）。

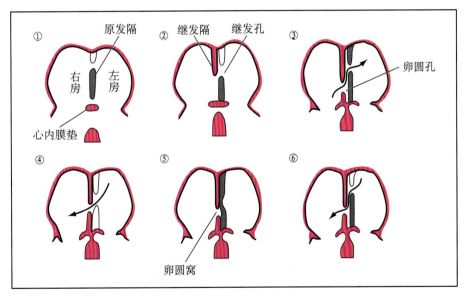

图5-6-6　房间隔的发生
①～③为房间隔发育过程；④继发孔型房间隔缺损；⑤正常；⑥受牵拉后形成的房间隔缺损

【房间隔缺损】

房间隔缺损占成人先天性心脏病半数以上，取决于左房-右房的分流量，成人体检时多以心电图异常和心律失常等来就诊。

另外，卵圆孔未闭及房间隔膨出瘤与脑栓塞、偏头痛等有一定关联。体位变换［由于姿势变换导致心功能恶化（仰卧呼吸－低氧血症综合征）及侧卧位时分流量的变化］等所致血流动力学变化等很多问题还有待解决。

本病的诊断应注意，缺损部位的诊断和分流量的评价，肺动脉压的推算和合并畸形（二尖瓣脱垂、部分肺静脉异位引流、肺动脉瓣狭窄等）的确认。许多疾病可引起右室扩大（表5-6-7），首先确认有无房间隔缺损很重要。

表 5-6-7　引起右室扩大的疾病

- 房间隔缺损，部分肺静脉异位引流
- 三尖瓣关闭不全
- 肺动脉高压
- 致心律失常右室型心肌病
- 心内膜垫缺损
- 直背综合征
- 胸廓变形

一、缺损类型和分流的判断

根据超声显示房间隔回声失落及通过缺损口的分流可确认缺损存在。

心尖四腔切面显示的房间隔缺损回声，与超声波的声束平行，容易出现假性回声失落。将心尖四腔切面稍做倾斜，仍可见通过缺损孔的分流时即可确诊。

利用频谱多普勒观察分流血流，可见收缩末期、舒张中期、舒张末期（心房收缩）3～4个峰的分流血流（左房→右房），R波之后瞬间可看见右房到左房的分流。卵圆孔未闭的分流血流，可出现在R波之后。这种缺损处的分流血流在剑突下四腔切面更容易显示（图5-6-7）。

另外，在心尖四腔切面记录肺静脉血流也很重要，随着流入血流的增加，血流速度增高，S波和D波融合。如果肺静脉血流无法确认时，还可以从剑下切面记录并确认缺损孔和肺静脉的关系（图5-6-8）。

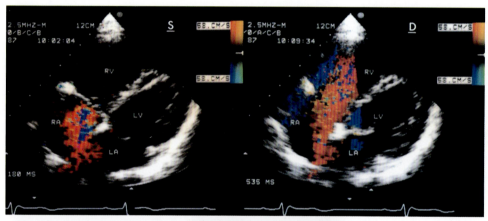

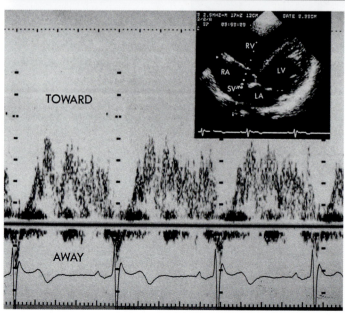

图 5-6-7　缺损孔和分流血流

超声可见房间隔中部回声失落及过隔分流。分流发生于收缩末期、舒张中期和舒张末期（心房收缩），呈3～4个峰（左房→右房），心电图R波之后瞬间可看见右房到左房的分流。超声显示房间隔缺损，在胸骨旁四腔切面和剑突下四腔切面（房间隔呈水平样）最易显示

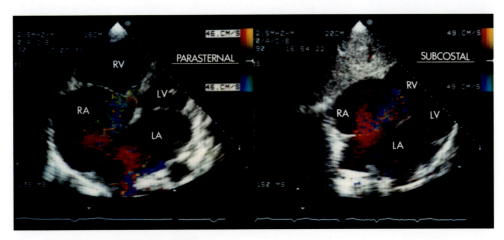

图 5-6-8　分流血流和缺损孔的观察
　　从剑下切面可见与分流方向垂直的、呈水平位的房间隔

二、缺损部位的判断

缺损类型大部分为继发孔型缺损（中央型）（表5-6-8、图5-6-9）。靠上部位的缺损在剑下四腔切面和胸骨旁右缘的矢状切面容易记录，此时应观察上腔静脉移行部和肺静脉流入部，观察有无部分性肺静脉异位引流（PAPVR）（图5-6-10、图5-6-11）。

另外，如未见房间隔缺损，但有右室容量负荷增加和冠状静脉扩张时，可疑有冠状静脉窦型房间隔缺损。这种类型多数伴有永存左上腔静脉（PLSVC），从左腕注射造影剂可确认PLSVC与冠状静脉之间的分流，且必须进行经食管超声检查（图5-6-12）。

表 5-6-8　根据部位分类

*继发孔型缺损
*原发孔型缺损
*静脉窦型
●上部缺损型（上腔静脉附近的缺损）
●下部缺损型（下腔静脉附近的缺损）
●冠状静脉窦型
无顶冠状静脉窦
冠状静脉穿孔
*单心房型

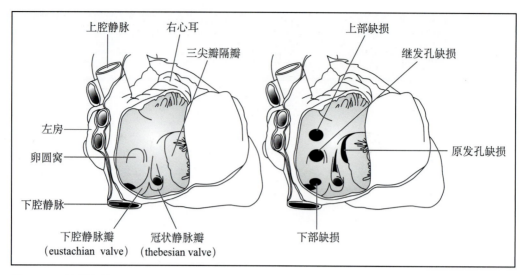

图 5-6-9 缺损部位

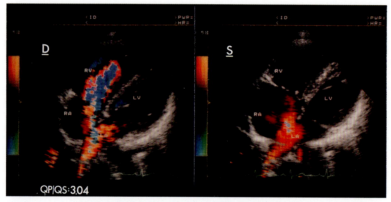

图 5-6-10 上腔型房间隔缺损合并部分肺静脉异位引流

　　静脉窦型（上腔型）房间隔缺损易合并有部分肺静脉异位引流（PAPVR）。右上肺静脉多开口于上腔静脉和上腔静脉-右房接合部。在四腔切面（胸骨旁、心尖部、剑下）最易观察房间隔上部和肺静脉回流部位。本患者彩色多普勒超声显示右上肺静脉似骑跨于缺损孔

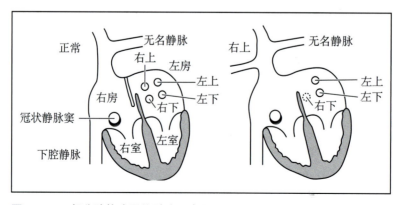

图 5-6-11 部分肺静脉异位引流示意图

　　更多见的是，右上肺静脉回流入上腔静脉（无名静脉之下）的类型，常合并静脉窦型房间隔缺损

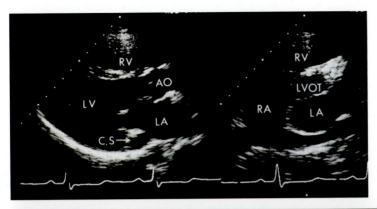

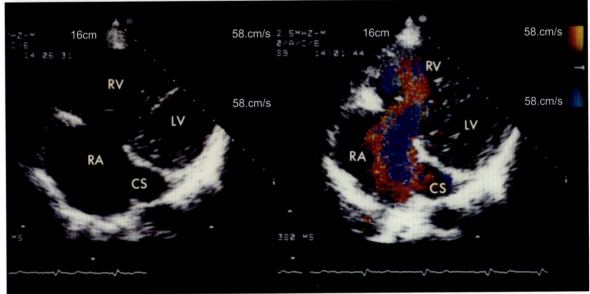

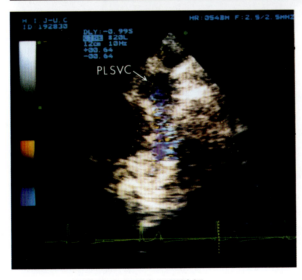
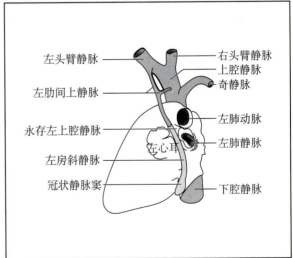

图 5-6-12 冠状静脉窦型房间隔缺损

房间隔正常，右室容量负荷过重，合并冠状静脉窦扩张，可疑冠状静脉窦型房间隔缺损。冠状静脉窦扩张时，常合并永存左上腔静脉（PLSVC）。要确诊 PLSVC，需从左腕注射造影剂，可见其通过左肺动脉上方，然后下行于左房后壁。观察左房和冠状静脉窦之间存在分流的部位，应行经食管超声检查确诊

三、分流量的评价

根据左室流出道和右室流出道测定的搏出量的比，算出肺体血流比（Qp/Qs），由于肺动脉内径的测量在超声波与肺动脉切线方向上，容易高估右室搏出量。本病Qp/Qs＞2.0是手术适应证，心脏超声虽可得出Qp/Qs，但也应参考右室的大小和肺动脉压等进行综合评估。

四、合并二尖瓣脱垂

从二尖瓣瓣尖的后内侧可以看到二尖瓣的脱垂。由于右室容量负荷过重，房间隔形变，二尖瓣复合体的运动不协调导致二尖瓣脱垂（图5-6-13），缺损口闭合后上述现象可消失。

因瓣尖的黏液性变化程度较重，重度二尖瓣反流时，应考虑做二尖瓣成形术。

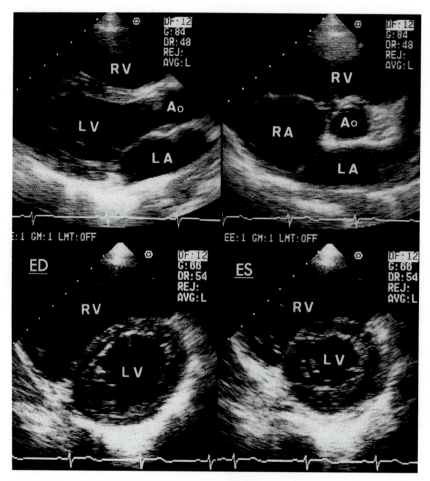

图5-6-13　二维超声切面图和M型超声心动图

右室容量负荷，引起右室扩大，可观察到室间隔矛盾运动（收缩期），室间隔较平坦（舒张期）。分流量少的病例看不到右室容量负荷过重。合并肺动脉高压时，室间隔矛盾运动变得不明显

五、房间隔膨出瘤和卵圆孔重新开放

卵圆孔在胎儿循环中起重要作用，原发隔在左房侧以贴合状态闭合卵圆孔，卵圆孔处残存为卵圆窝（图5-6-14）。

房间隔膨出瘤是卵圆孔闭合处的房间隔呈瘤样膨出，各种不同的报道显示，瘤体基底部为10～15mm，突出深度6～11mm或以上（图5-6-15、图5-6-16）。根据心房间的压力差，房间隔膨出瘤多数突向右房侧，但收缩早期一瞬间突向左房侧，此时可看见右向左的分流。这种情况定义为卵圆孔重新开放。

房间隔闭合不全时，沿着房间隔的间隙可见左向右的分流。由于心房压力的上升，心房扩大，房间隔呈受牵拉状态，形成房间隔缺损，也有报道认为这种情况属于卵圆孔重新开放（图5-6-17、图5-6-18）。

房间隔膨出瘤合并卵圆孔重新开放时，有报道显示脑栓塞的发生率剧增。卵圆孔重新开放的诊断，需行经食管超声检查并辅以瓦氏动作进行确诊，使用造影剂后左房内出现造影剂也可确诊。

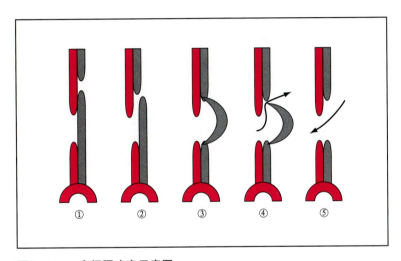

图5-6-14　房间隔病变示意图
①正常：卵圆孔闭合，残留为卵圆窝；②被牵拉所致的房间隔缺损；③房间隔膨出瘤；④房间隔膨出瘤产生右向左的分流；⑤房间隔缺损（继发孔型缺损）

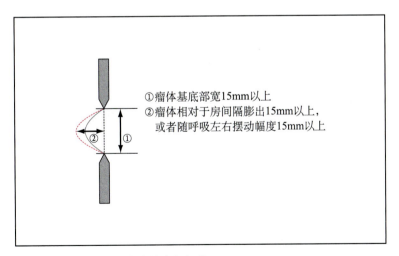

①瘤体基底部宽15mm以上
②瘤体相对于房间隔膨出15mm以上，或者随呼吸左右摆动幅度15mm以上

图5-6-15　房间隔膨出瘤的诊断标准

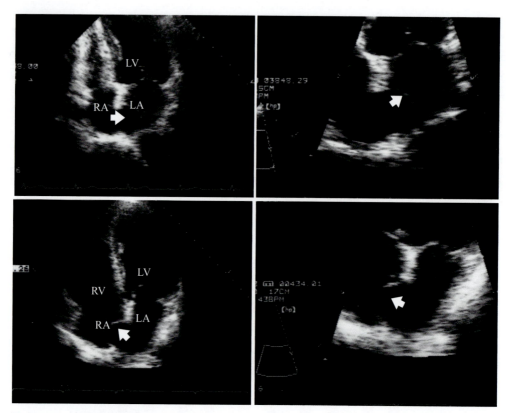

图 5-6-16　房间隔膨出瘤

心尖四腔切面。房间隔大多数时间突向右房侧,因心房间压力差,收缩早期突向左房侧。检测分流时,应在剑下四腔切面

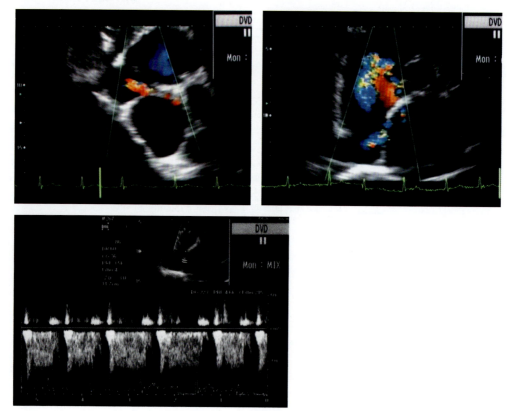

图 5-6-17　被牵拉后形成的房间隔缺损

由于左房或右房压力的升高及心房的扩大,可从房间隔间隙探测到卵圆孔左向右的分流。分流速度达 1m/s 以上,在心电图 R 波之前出现分流,之后突然消失

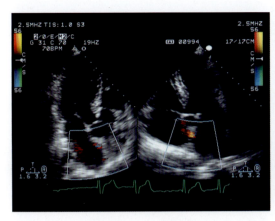 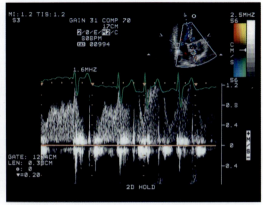

图 5-6-18　房间隔缺损（少量分流）

应用彩色多普勒超声于房间隔卵圆窝处见雾状的异常物附着，或像薄烟样结构，脉冲多普勒超声记录到分流波形

【室间隔缺损】

通过缺损孔的分流为高速血流（除外肺动脉高压）。通常在大动脉短轴切面、左室长轴切面、胸骨旁切面或心尖四腔切面显示五彩镶嵌血流，因此容易检出。

本病应注意缺损部位的准确判断，主动脉瓣脱垂、形变的检测，主动脉瓣反流的评价，手术适应证及合并心脏畸形（瓣膜狭窄、左室流出道狭窄等）的诊断。

关于缺损部位

日本人中肺动脉瓣下型室间隔缺损多见，从外科术式角度，Kirklin分类将Ⅰ型（漏斗部间隔缺损）分为肺动脉瓣下型（东京女子医科大学心脏研究所分类Ⅰ型）和漏斗部肌性部间隔缺损型（东京女子医科大学心脏研究所分类Ⅱ型）。接着是膜周部间隔缺损型，为Kirklin分类Ⅱ型，在东京女子医科大学心脏研究所分类中Ⅲ型（大动脉短轴切面）（图5-6-19、图5-6-20）。

1. 肺动脉瓣下型　缺损较小，分流量少。无自觉症状，运动能力良好，由于是轻症，生活不受影响。缺损口处的射流可导致右冠瓣脱入右室流出道，发生形变；如有瓦氏窦瘤并进一步发展成为动脉瘤破裂时、主动脉瓣形变导致主动脉瓣反流时，应进行相应的手术（图5-6-21）。

在主动脉瓣短轴水平，可以获得肺动脉瓣瓣下缺损的分流血流。与收缩期分流相比，舒张期分流可能更有助于诊断（图5-6-22）。

2. 膜周部间隔缺损型　此型最常见，常合并膜周部膨出瘤。这种膨出瘤的出现，可使缺损自然闭合（图5-6-23、图5-6-24）。

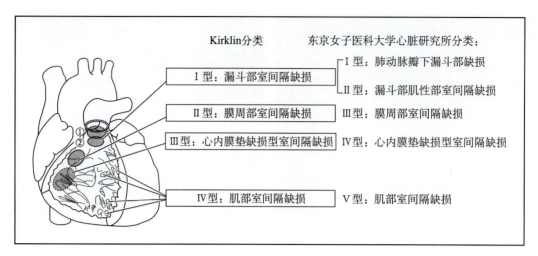

图 5-6-19　室间隔缺损的病理类型

　　从术式观来看，心脏研究所（东京女子医科大学）分类将 Kirklin 分类的Ⅰ型（漏斗部间隔缺损）分为肺动脉瓣下型（心脏研究所分类Ⅰ型）和漏斗部肌性部间隔缺损（心脏研究所分类Ⅱ型），Kirklin 分类Ⅱ型（膜性部缺损）为心脏研究所分类Ⅲ型。所以Ⅰ～Ⅲ型的名称较混乱。称肺动脉瓣下或膜部室间隔缺损较明确

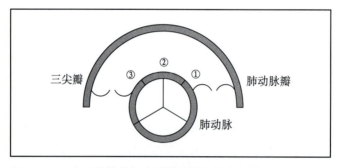

图 5-6-20　大动脉基底部（短轴切面）的室间隔缺损位置

　　①、②、③表示心脏研究所分类的Ⅰ型、Ⅱ型、Ⅲ型
　　① Kirklin 分类Ⅰ型：心脏研究所分类Ⅰ型，肺动脉瓣下；② Kirklin 分类Ⅰ型：心脏研究所分类Ⅱ型，远离肺动脉瓣和三尖瓣的位置；③ Kirklin 分类Ⅱ型：心脏研究所分类Ⅲ型，膜性部缺损（膜部缺损）

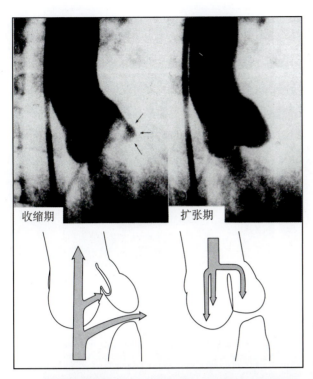

图 5-6-21 肺动脉瓣下型室间隔缺损（主动脉瓣脱垂的机制）

通过缺损孔的分流引起右冠瓣脱垂、形变，导致主动脉瓣反流和瓦氏窦瘤形成

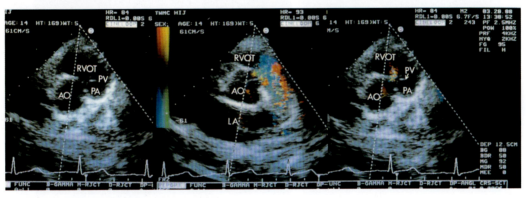

图 5-6-22 肺动脉瓣下型（VSD Ⅰ型）

大动脉短轴水平彩色多普勒超声，在肺动脉瓣下可看见分流血流。二维未能记录到缺损部位，但根据分流可诊断。舒张期的分流血流对于诊断很有帮助

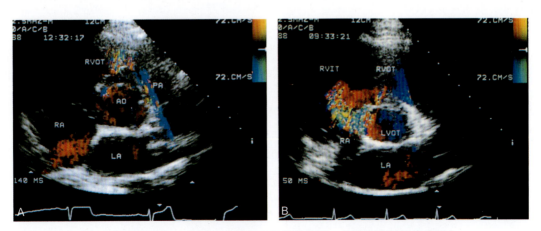

图 5-6-23 VSD Ⅱ型和VSD Ⅲ型（心脏研究所分类Ⅱ型，心脏研究所分类Ⅲ型）

大动脉短轴切面，根据分流部位诊断缺损的位置。A.漏斗部肌性部间隔缺损（心脏研究所分类，VSD Ⅱ型）：远离肺动脉瓣和三尖瓣的位置。B.膜周部间隔缺损（心脏研究所分类，VSD Ⅲ型）：膜周部缺损（膜部缺损）。这种类型缺损的诊断必须在其他切面上也能显示

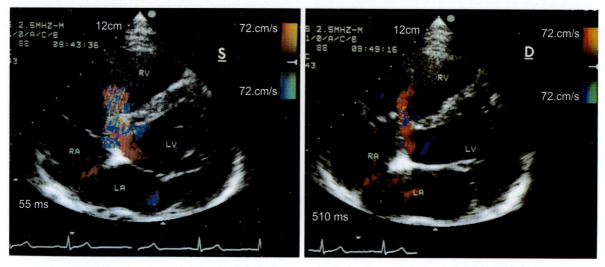

图 5-6-24 VSD Ⅲ型
胸骨左缘四腔切面。可以看见膜部膨出瘤和缺损部位

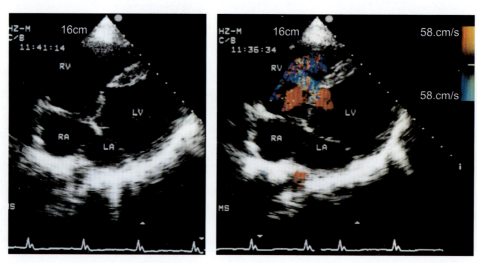

图 5-6-25 VSD Ⅴ型（肌部缺损）
在心尖四腔切面显示缺损部位

【心内膜垫缺损】

心内膜垫是房间隔、房室瓣（二尖瓣前瓣，三尖瓣隔瓣）和房室间隔的总称。由不同严重程度的房间隔原发孔型缺损、房室瓣畸形变等组成的复合畸形，称心内膜垫缺损。根据是否合并室间隔缺损分为不完全型和完全型（图5-6-26）。

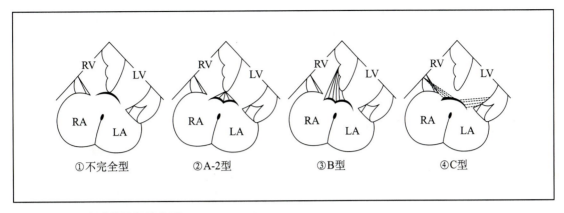

图 5-6-26　心内膜垫缺损的类型

原发孔型房间隔缺损，合并二尖瓣裂为不完全型；完全型者可见共同房室通道，包括室间隔缺损。根据房室瓣的状态、腱索的附着部位及室间隔缺损的程度进行分类

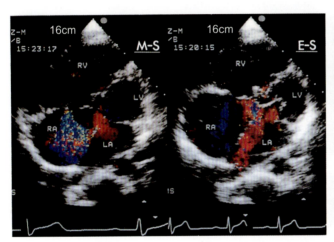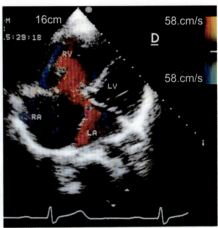

图 5-6-27　心内膜垫缺损的彩色多普勒超声图像

房室瓣的附着部位在同一高度，可确定为原发孔型房间隔缺损。缺损口的房间隔侧断端类似"火柴头"状。可见三尖瓣反流，通过原发孔的分流及二尖瓣叶裂（cleft）引起的二尖瓣反流

【动脉导管未闭】

动脉导管在降主动脉、左锁骨下动脉分支的对侧末端，位于肺动脉主干分支的左肺动脉起始部。主动脉压高于肺动脉压，因此动脉导管内血流在收缩期、舒张期均从主动脉流入肺动脉。肺循环/体循环血流量比的计算要注意，在房间隔缺损和室间隔缺损时计算公式分母、分子相反。

动脉导管和分流血流的检出

在主动脉水平短轴切面或右室流出道切面，从主动脉扫描到肺动脉直到出现左肺动脉。左肺动脉和降主动脉接近部位可获得管状的动脉导管。

分流从动脉导管沿主动脉外侧，于收缩期和舒张期朝向肺动脉瓣方向（图5-6-28）。要与开口于肺动脉内侧的冠状动脉瘘（左冠状动脉→肺动脉）的血流及肺动脉内的反流鉴别。

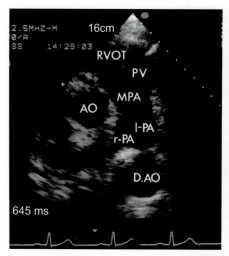
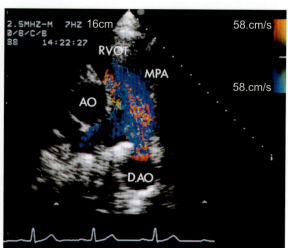
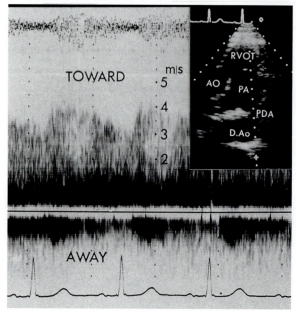

图 5-6-28　动脉导管未闭的多普勒超声心动图

主动脉瓣水平的短轴切面，可见主肺动脉（MPA）的分支左肺动脉（l-PA）和降主动脉（D.AO）之间的管状无回声区。

彩色多普勒可观察到该管状结构部位的五彩镶嵌的血流束，沿降主动脉外侧，朝向肺动脉瓣方向。利用连续波多普勒法获得导管处血流频谱，显示从收缩末期到舒张早期的红色血流，全心动周期流向肺动脉瓣方向

【法洛四联症】

法洛四联症是以室间隔缺损和肺动脉狭窄为基础的疾病，主动脉骑跨和右室肥大为继发性表现。肺动脉狭窄可见漏斗部狭窄（右室流出道）和瓣性狭窄。如果是轻度狭窄，室间隔水平呈双向或左向右分流（pink Fallot）。右室流出道完全闭塞时，称为极端型法洛四联症，或假性动脉干。

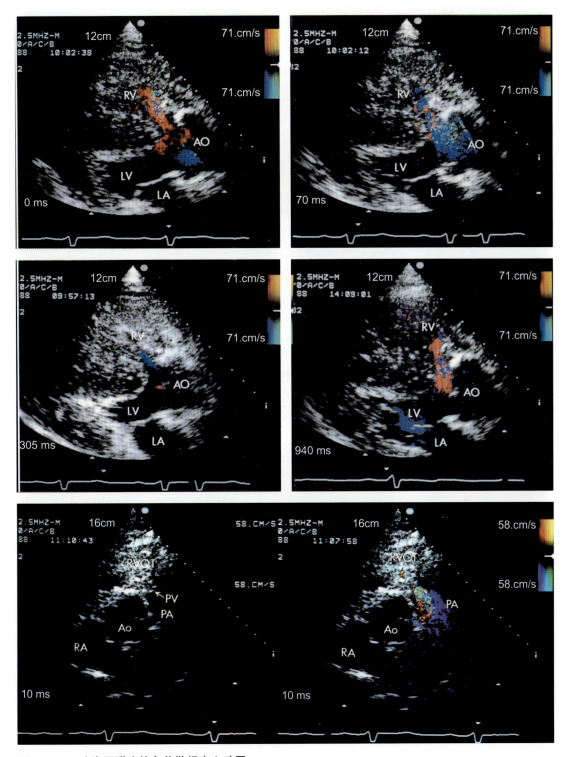

图 5-6-29 法洛四联症的多普勒超声心动图

主动脉瓣下的大的室间隔缺损和主动脉骑跨容易显示。因右室压力负荷过重,右室壁和室间隔中部肥厚。肺动脉瓣硬化,呈穹窿样,怀疑有肺动脉瓣狭窄,应进行压力阶差的评价

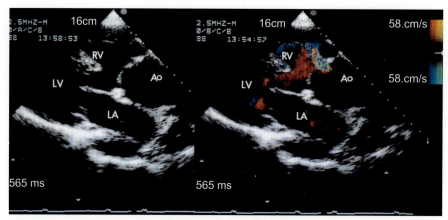

图5-6-30　法洛四联症的多普勒超声心动图（主动脉瓣反流）

很少合并主动脉瓣反流。与缺损孔封堵处的补片发生碰撞，产生溶血

B-T 分流

法洛四联症或三尖瓣闭锁等，为了确保肺血流量，在锁骨下动脉和肺动脉之间建立通道的手术称为B-T分流（Blalock Taussig手术）。超声显示连接主动脉和肺动脉之间的管状结构，记录其分流血流（图5-6-31）。

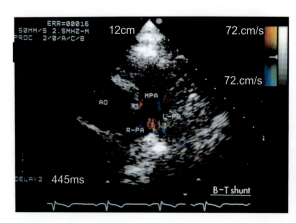
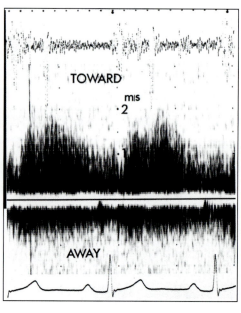

图5-6-31　Blalock Taussig（B-T）分流血流

为确保肺血流量，在左锁骨下动脉和肺动脉间之间建立的交通，即B-T分流，肺动脉内分流可见

【主动脉窦瘤及主动脉窦瘤破裂】

主动脉窦位于主动脉瓣上方，由右冠窦、左冠窦和无冠窦组成。

先天性主动脉窦瘤破裂由右冠窦或者无冠窦引起，以破口所在部位进行分类（图5-6-32）。

感染性心内膜炎、梅毒、结核等引起的主动脉窦瘤，其发病部位、破口方向、破裂部位等各式各样，有破裂入肺动脉和室间隔的病例（图5-6-33、图5-6-34）。右冠窦的主动脉窦瘤，多数合并肺动脉瓣下型室间隔缺损。

主动脉瓣根部短轴切面及左室长轴切面可显示窦瘤，并可显示分流和主动脉瓣反流。若合并室间隔缺损，其诊断也很重要。

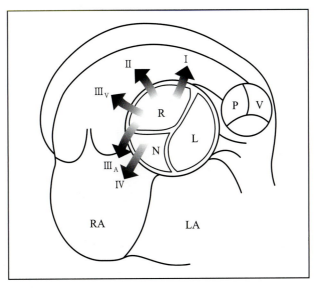

图 5-6-32　主动脉窦瘤破裂的病理分型

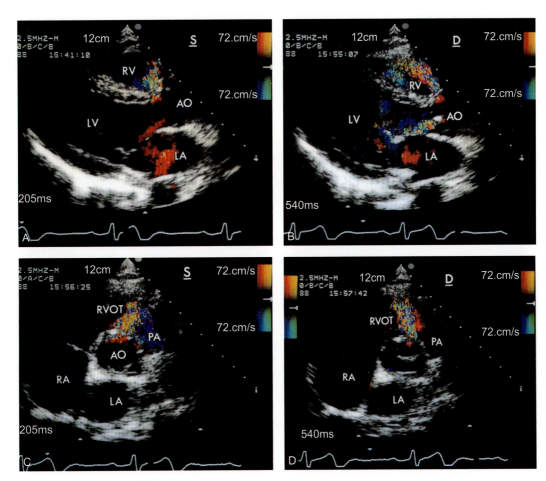

图 5-6-33　主动脉窦瘤破裂：Ⅰ型

收缩期可见通过室间隔缺损口的异常血流（A，C），舒张期可见通过动脉瘤破裂口的异常血流和主动脉瓣的反流（B，D）。本病中大多合并有室间隔缺损（肺动脉瓣下型），必须确认有无此并发症

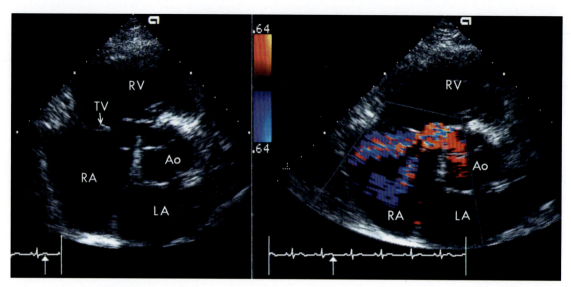

图 5-6-34 主动脉窦瘤破裂（ⅢA 型）
三尖瓣瓣下向右房内突出的右冠窦，收缩期及舒张期可见两束异常血流。诊断为ⅢA 型主动脉窦瘤破裂

【冠状动脉瘘】

先天性冠状动脉开口于心腔、肺动脉，冠状动脉畸形，所流入的冠状动脉呈蛇形扩张。瘘入的部位按顺序有右室、右房、肺动脉、左房、左室（表 5-6-9）。主动脉压和瘘口流入部位的压力差大，多数可听到连续性杂音，流入左室的冠状动脉瘘可见舒张期血流。如果为冠状动脉左前降支→肺动脉的冠状动脉瘘，则看不见扩大的冠状动脉，另外也听不到异常杂音。

表 5-6-9 冠状动脉瘘的发病部位频率

*冠状动脉
　　右冠状动脉：50%～60%
　　左冠状动脉：30%～40%
　　两个冠状动脉：2%～5%
*流入部位
　　左心系统：90%（右室，右房，肺动脉）
　　右心系统：10%（左房，左室）

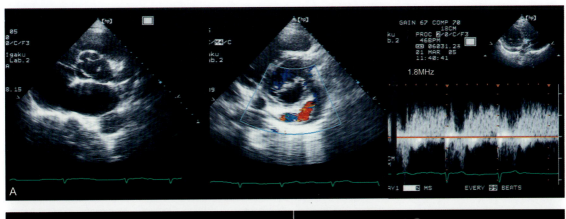

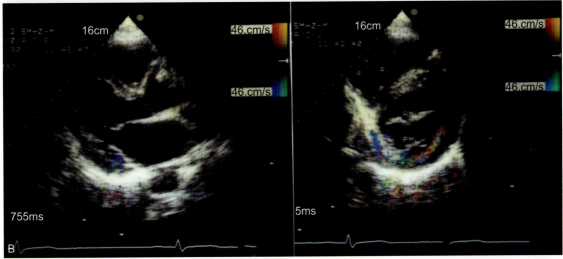

图 5-6-35　冠状动脉瘘

A. 左冠状动脉→冠状静脉窦的冠状动脉瘘：左冠状动脉起始部扩张（主动脉短轴切面），扩张的冠状动脉绕左室后壁开口于冠状静脉窦。B. 右冠状动脉→左室后壁的冠状动脉瘘：扩张的右冠状动脉绕左室后壁，开口于二尖瓣后瓣瓣尖下方左室内

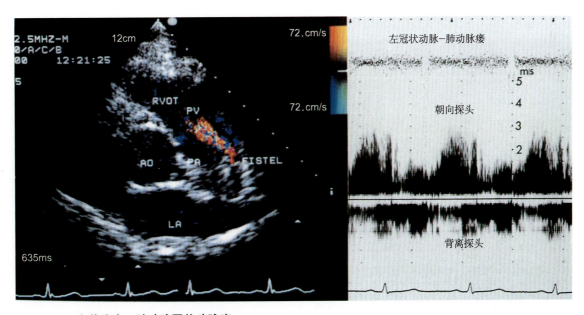

图 5-6-36　左前降支→肺动脉冠状动脉瘘

虽然看不见扩张的左冠状动脉，但在肺动脉瓣附近可见舒张期异常血流

【Bland-White-Garland综合征】

该综合征胚胎期：肺动脉和主动脉压力相等，左冠状动脉由肺动脉灌流。新生儿期肺动脉压力尚高，有足够的压力灌注心肌，无心肌缺血表现。肺动脉压力开始下降时，若无足够侧支，可出现心肌缺血。若侧支发达，由右冠状动脉灌注左侧心肌，心肌缺血可不重。可有由于二尖瓣关闭不全引起的扩张型心肌病表现，左室收缩功能降低。多普勒可记录到沿着室间隔逆行的冠状动脉血流（中隔支）和肺动脉内舒张期异常血流。

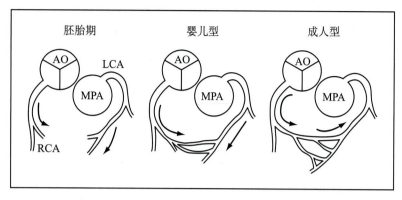

图5-6-37 Bland-White-Garland综合征的冠状动脉血流变化

胚胎期：肺动脉和主动脉压力相等，左冠状动脉由肺动脉灌流；婴儿型：肺血管阻力增高期间，左冠状动脉由来自肺动脉的静脉血灌流，由于肺动脉压较低，冠状动脉灌流量也降低；成人型：即使肺动脉压降低，来自右冠状动脉的血供可以保证左冠状动脉的供血，由于侧支血管发达，大量血液流入肺动脉

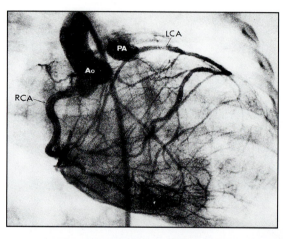

图5-6-38 Bland-White-Garland综合征的冠状动脉造影

可见左冠状动脉通过扩张的右冠状动脉和侧支血管（主要的中隔支）向肺动脉方向走行

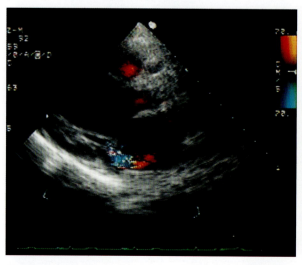 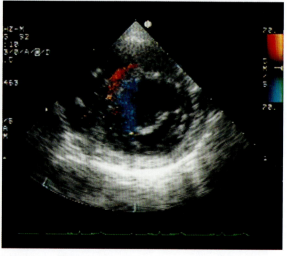

图5-6-39 Bland-White-Garland综合征的左室长轴·短轴切面

左室短轴切面：乳头肌水平，在左室后壁和室间隔移行部可见冠状动脉扩张及异常血流，该异常血流在室间隔处逆行，注入肺动脉内。可见左室扩大，收缩功能降低和二尖瓣反流，易与扩张型心肌病相混淆

【Ebstein畸形】

三尖瓣的瓣尖（主要是隔瓣和后瓣）紧贴（plastering）于心室壁，功能性的三尖瓣从本来附着处的瓣环处向心尖部移位，导致右室流入部畸形。

瓣尖附着至心尖部的右室被称为房化右室。房化右室的室壁常变薄（Uhl化，即羊皮纸样变化，译者注）。前瓣冗长呈"帘状"或"帆状"，看不到瓣尖在心室壁的附着点。

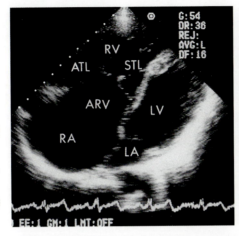 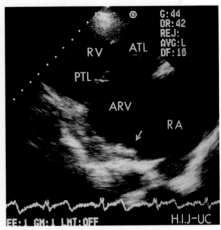

图 5-6-40 Ebstein畸形的切面图像

三尖瓣的位置异常（下移）。在四腔切面观察隔瓣（STL），在右室流入道长轴切面观察后瓣（PTL）

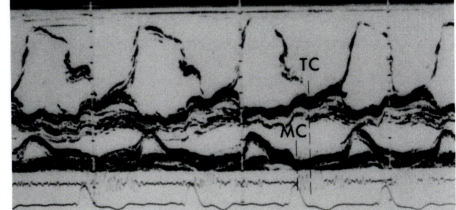

图 5-6-41 Ebstein畸形的三尖瓣关闭延迟

三尖瓣关闭延迟引起第一心音分裂，后者与三尖瓣关闭一致，被称为"帆音"。可见房化右室（ARV）和大量三尖瓣反流。表现为右房-右室间的往返运动血流

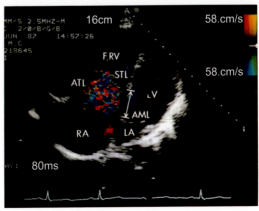

图 5-6-42 Ebstein畸形彩色多普勒超声心动图

可见三尖瓣位置异常（下移）和大量三尖瓣反流

【主动脉瓣下膜性狭窄】

主动脉瓣下膜性狭窄为主动脉瓣下左室流出道环状的局限性狭窄,占先天性主动脉狭窄的10%~20%。并发症有室间隔缺损,动脉导管未闭。这些杂音容易影响疾病的判断。

心尖部左室长轴切面可以观察到主动脉瓣下的膜状狭窄物。也可合并主动脉瓣狭窄。

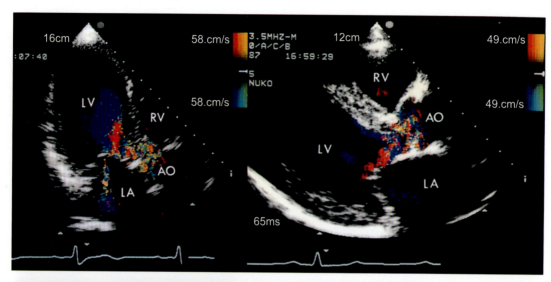

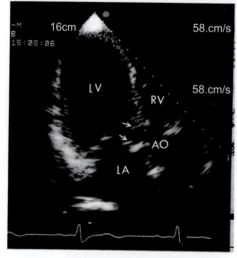
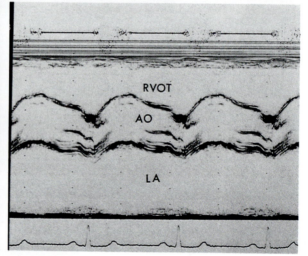

图5-6-43 主动脉瓣下膜性狭窄二维切面
  主动脉瓣下狭窄处可见异常血流。心尖部左室长轴切面可以明确显示膜性狭窄。M型超声心动图上,可见主动脉瓣的收缩早期半关闭和收缩期颤动

【三房心】

根据左房内的异常分隔,左房被分为肺静脉流入的副房和与左心耳及瓣膜相连的真房(图5-6-44)。

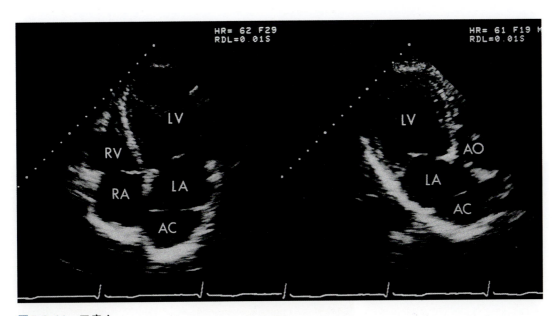

图 5-6-44　三房心
从不同角度应用超声探查左房内异常分隔，检查分隔的运动情况及从副房（AC）流向真房的血流

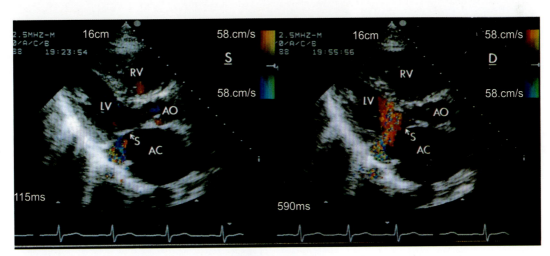

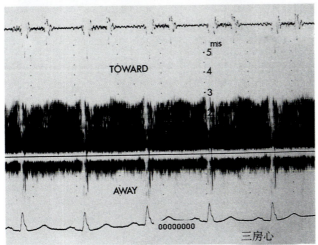

图 5-6-45　三房心（严重病例）
患者有不明原因的肺动脉高压，瓣环附着处可见异常分隔（S），分隔处血流呈连续性，血流速度 2.7m/s

【主动脉弓缩窄】

本病是指动脉导管附着处降主动脉先天性狭窄，单独存在时动脉导管后型多见。需注意是否合并主动脉两瓣畸形。

成人胸骨上窝切面诊断该病较为困难，必要时启用多普勒超声（图5-6-46）。腹主动脉及降主动脉血流速度波形记录非常重要。

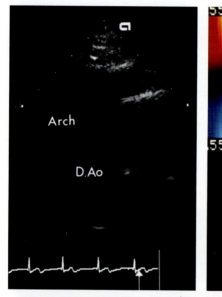
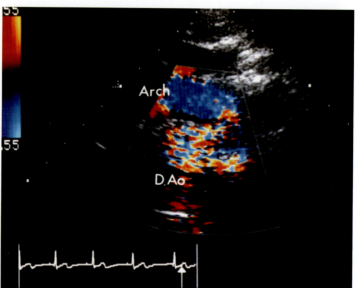
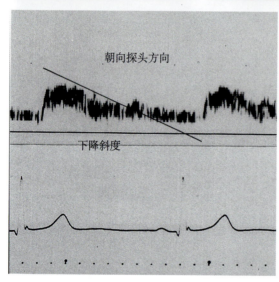
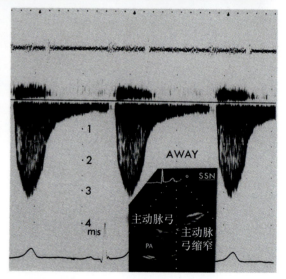

图5-6-46 主动脉弓缩窄

从胸骨上窝探查显示降主动脉狭窄处"马赛克"样加速血流。连续波多普勒测得血流速度3m/s。脉冲波多普勒显示腹主动脉加速时间延迟

【矫正型大动脉转位】

矫正型大动脉转位，主动脉从解剖学右室发出，肺动脉从解剖学左室发出，静脉血→右房→解剖学左室→肺动脉；动脉血→左房→解剖学右室→主动脉。从功能上讲，血流动力学与正常心脏一样（图5-6-47）。然而，解剖学右室射出血液到全身动脉及冠状动脉供血能力有限，与瓣膜反流相比，更易发生心功能不全。

该病多合并有室间隔缺损、肺动脉瓣狭窄。合并室间隔缺损及中等程度肺动脉瓣狭窄时，肺循环得到保护。为预防渐进性肺血管病变，可考虑使用自然肺动脉绑扎术。成人患者多由于心脏杂音、房室传导障碍等原因来就诊。

由于解剖学右室与主动脉相连而行使左室功能，因此可能出现泵功能低下心功能不全。右室由一支冠状动脉供血，传导系统也是由一支右冠状动脉供血，且房室瓣也较薄弱。诊断时应采用节段分析法判定心房位、心室位和大血管位（图5-6-47～图5-6-50）。

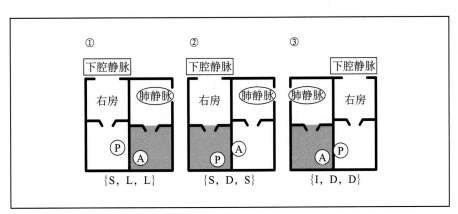

图5-6-47　矫正型大动脉转位示意图：与正常比较

解剖学右室用暗影区表示，其房室瓣位置更靠近心尖部。

① {S, L, L}：内脏正常位（S），右室位于左室左侧（左袢），主动脉位于肺动脉左侧（L）

② {S, D, S} 正常心脏：内脏位正常（S），右室位于左室右侧（右袢），主动脉位于肺动脉右侧（S）

③ {I, D, D}：内脏反位（I），右室位于左室右侧（右袢），主动脉位于肺动脉右侧（D）

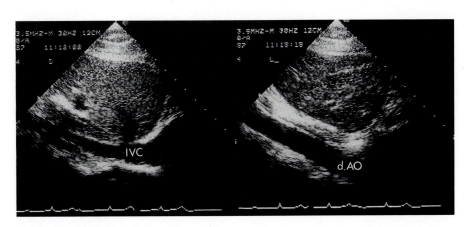

图5-6-48　心房位

剑下切面显示下腔静脉走行。下腔静脉长轴和短轴切面观察其位于脊柱左侧还是右侧。此例患者下腔静脉位于右侧，因此位于右侧的心房即为右房

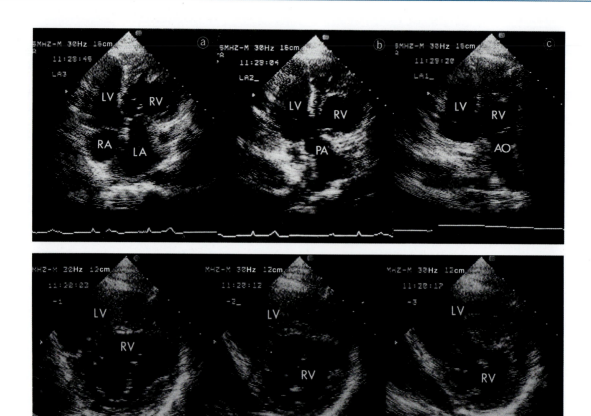

图 5-6-49 心室位

在心尖四腔切面根据房室瓣附着点判断心室。瓣膜靠近心尖者为右室。但对于心内膜垫缺损，该标准不适宜使用。在心室短轴切面再次确认心室位。综合起来，确认心室与大血管的连接关系。此例患者解剖学右室位于左侧。对于成人患者，记录满意的短轴切面较为困难

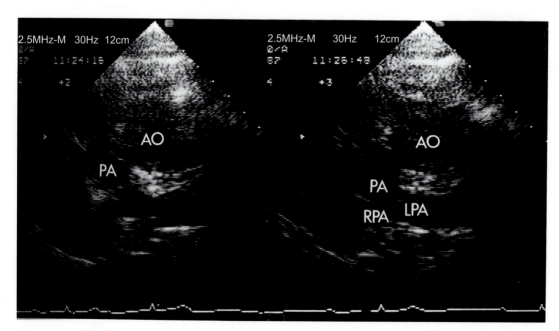

图 5-6-50 大血管位

大动脉短轴切面显示主动脉和肺动脉平行走行。此例患者主动脉（AO）位于肺动脉（PA）左侧

第七节 心包疾病

心脏主要被两层膜包绕,一层为心外膜(即与心脏紧贴的脏层),一层为心包膜(即与胸膜紧密相贴的壁层),这两层之间形成心包腔,正常心包腔内有 20～50ml 液体。

怀疑心包积液时,检查以下内容:① 有无心包积液;② 心包积液量估计;③ 心包压塞评价。

一、心包积液定量

心包积液超声表现为无回声。如果心包腔内出血较多,凝血块则会出现斑点状回声。凝血块机化,则会出现塌陷征,导致心脏舒张障碍。

心包积液需与心外膜下脂肪及左侧胸腔积液相鉴别(表 5-7-1、图 5-7-1)。根据左室后壁及右室前壁心包腔内无回声区范围估算积液量(表 5-7-2)。

表 5-7-1　心外膜下脂肪与左侧胸腔积液鉴别

①心包积液与心外膜下脂肪鉴别
　＊心外膜下脂肪
　　● 较心包积液回声多
　　● 脏层心包和壁层心包平行运动
　　● 主要在右室前壁前显示
　　● 心脏室壁运动及心腔内无异常
②胸腔积液
　＊与左侧胸腔积液鉴别
　　● 壁层心包外侧可见无回声
　　● 心包积液位于左室后壁和降主动脉之间,而胸腔积液位于降主动脉后方

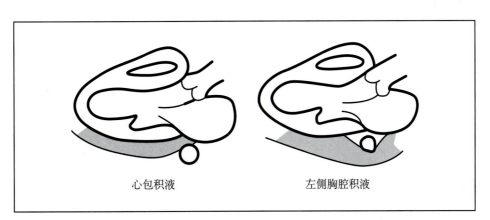

图 5-7-1　心包积液与左侧胸腔积液鉴别

表 5-7-2 心包积液定量

极少量	50ml 以下	收缩期左室后壁无回声区
少量	100～300ml	全心动周期左室后壁均可见无回声区
中等量	300～500ml	右室前壁可见无回声区（1cm 以下）
大量	500ml 以上	心脏周围均可见 1cm 以上无回声区（心脏摇摆征）

二、心包压塞

正常心包腔内可有 20～50ml 液体，心包腔内压力为 −5～+5cmH$_2$O，随呼吸变化。心包腔内液体积聚其内压力上升，从而压迫心脏（表 5-7-3、图 5-7-3～图 5-7-5）。心包积液绝对量、积液速度及心包生理特征密切相关。引起心包压塞的原因中，恶性肿瘤心包转移较多，其他如特发性/病毒性心包炎、心包腔内积血、开胸手术后等。开胸手术后患者，心包积液即使很少量也会出现与右房后方凝血块一样的血流动力学改变。

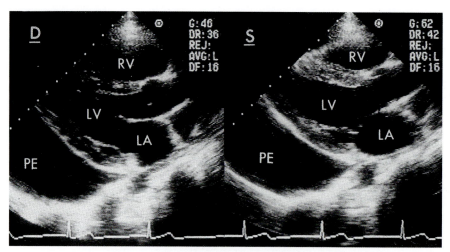

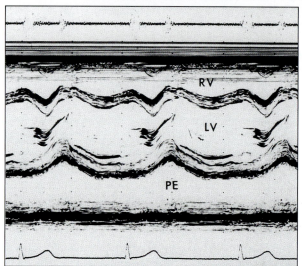

图 5-7-2 切面超声显示较多心包积液

积液量在 500ml 以上，左室后壁、心尖部、左室侧壁、右室前壁均可见无回声区域

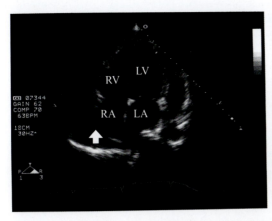 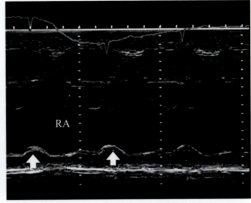

图 5-7-3 心房塌陷：心尖四腔切面及 M 型超声表现

心室至右房心包腔内可见液性暗区。M 型超声显示右房壁塌陷。右房塌陷主要见于舒张末期至收缩早期（箭头所示）。仅收缩早期出现时，不一定是心包压塞

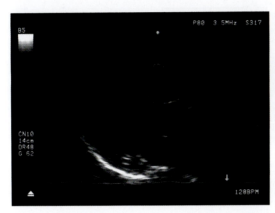 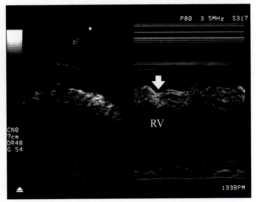

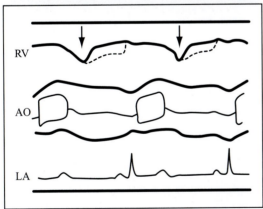

图 5-7-4 右室塌陷：切面图像及 M 型超声所见

右室前壁舒张早期塌陷（箭头所示）。M 型超声可记录到右室前壁塌陷。心包腔内压力越高，塌陷征持续时间越长

表 5-7-3　心包压塞超声所见

① 心包腔内压力及超声心动图所见
- 初期：右房塌陷——舒张末期至收缩早期（图5-7-3）
- 中等程度：右室塌陷——舒张早期至舒张中期（图5-7-4）
- 重度：右室塌陷——全舒张期（心脏无法舒张）

② 奇脉发生时相应变化
- 血流速度波形随呼吸变化
  左室流入道血流：吸气时减小，呼气时增大
  右室流入道血流：吸气时增大，呼气时减小
- 呼吸时二尖瓣口流入血流及肝静脉血流随呼吸变化
  二尖瓣口流入血流：吸气时减少
  肝静脉血流：呼气时下降，心房收缩期反向波速度增加

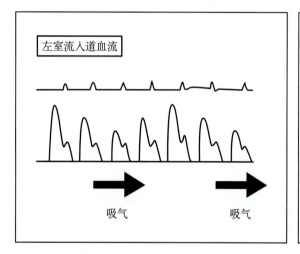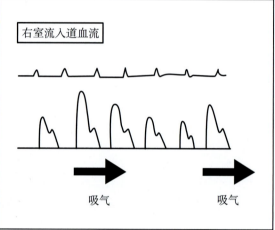

图5-7-5　心包压塞：心室流入道血流随呼吸变化

左室流入道血流吸气时减小，呼气时增大；右室流入道血流吸气时增大，呼气时减小

【缩窄性心包炎】

缩窄性心包炎病因有特发性、感染性（病毒、结核）、放射治疗后、心脏术后等。粘连的心包增厚、钙化，呈盔甲样将心脏包绕，心室舒张早期血流快速充盈无明显受阻，舒张中期之后心室流入道血流受限。心脏导管检查显示心室压力曲线上舒张早期特殊波形（低谷-平台），此种波形早就被发现（图5-7-6；右）。

另外，由于整个心脏被较硬的心包包裹，心室内压力和心室流入血量随呼吸呈特异性交替性变化。吸气时，胸腔压力降低，右心系统回流增加，肺静脉由于左心回流动力低，肺静脉与二尖瓣血流减少。呼气时相反（图5-7-7）。

换言之，吸气时右室压力上升、左室压力下降，左室流入血流量减少，导致室间隔移位现象（室间隔突向某一侧。吸气时：室间隔由右室向左室侧突出；呼气时：室间隔由左室向右室侧突出）。这种呼吸性变化，可经导管同时记录两个心室的压力变化得到确认（图5-7-6；左）。

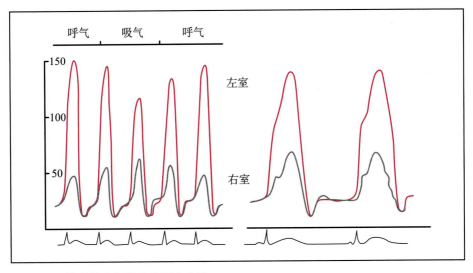

图 5-7-6　缩窄性心包炎心室压力曲线

心包粘连导致心室舒张功能障碍，舒张末期左室和右室压力波形表现为低谷-平台形态。随呼吸不同，心室流入血流量不同，吸气时右室压力升高，左室压力下降，呼气时相反。这种压力变化称为心室变化不一致（discordance），图中两个压力曲线特征为缩窄性心包炎的重要表现

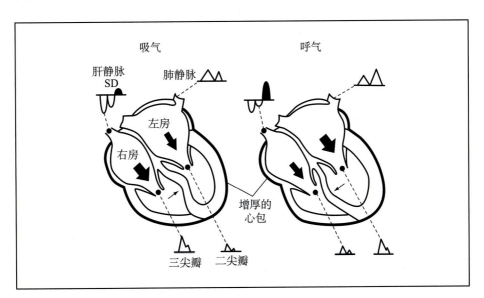

图 5-7-7　缩窄性心包炎时呼吸与心内压变化

吸气时右室流入血流增加，右室压力上升，室间隔因此向左室侧移动；呼气时相反

超声所见

由于心包本身病变，心内压和血流随呼吸变化，超声可有各种表现（表5-7-4），一定要将所见超声表现进行综合分析后诊断（图5-7-8～图5-7-11）。另外，该病多合并心房颤动，此时血流速度随呼吸变化及心室间隔移位等很难判断。

当组织多普勒法显示二尖瓣环运动异常［室间隔侧：运动速度升高（室间隔侧 $E' > 8cm/s$），与其他部位相比速度增快，呈两相波形］，下腔静脉扩张，随呼吸变化消失，二尖瓣口血流异常（DcT：下降时间＜150ms）时，怀疑本病（图5-7-8）。有心功能不全症状，即使脑钠肽（BNP）接近正常，也应怀疑是否有本病可能。缩窄性心包炎与限制型心肌病通过组织多普勒较易鉴别（表5-7-5）。

表 5-7-4　缩窄性心包炎的超声表现

	表现	呼吸性波动
二维超声（图5-7-9，图5-7-11）	心房扩大（心室正常） 心包回声增强，粘连 下腔静脉扩张	无
M型超声（图5-7-10，图5-7-11）	左室后壁：舒张期平坦 心室间隔：切迹 　舒张早期：向前运动 　心房收缩期：向后运动	吸气时室间隔从右室向左室侧移位
脉冲波多普勒（图5-7-11）	二尖瓣血流速度波形： 　E峰增高，下降时间＜150ms	二尖瓣口血流速度 　呼气时：E峰速度增加25%以上 三尖瓣口血流速度 　吸气时：E峰速度增加40%以上 肝静脉血流速度 　呼气时：反向心房收缩波增高
组织多普勒（图5-7-11）	二尖瓣环运动 间隔侧E′＞8cm/s，较其他部位速度加快 间隔侧E′峰双向较多见	

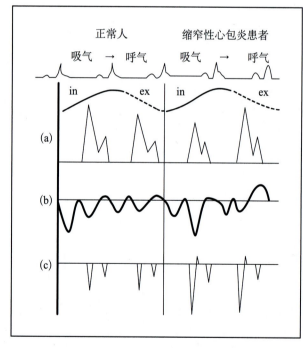
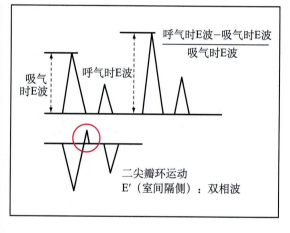

in：吸气；ex：呼气

图5-7-8　缩窄性心包炎：呼吸性波动评价

二尖瓣口血流速度、肝静脉血流速度波形及二尖瓣环运动速度波形变化

（a）二尖瓣口血流速度（E峰）正常情况下随呼吸变化幅度为10%以下，缩窄性心包炎（PC）时，呼气时血流速度明显增加（较吸气时增加25%以上）。（b）肝静脉血流（S波、D波）：缩窄性心包炎时心房收缩反向波（A波）呼气时增大。（c）组织多普勒法：缩窄性心包炎时二尖瓣环室间隔侧运动速度超过正常值（8cm/s），与其他部位相比速度加快，且多表现为两相波形

二尖瓣口血流速度随呼吸变化评价公式：（E峰呼气时血流速度－E峰吸气时血流速度）/E峰吸气时血流速度

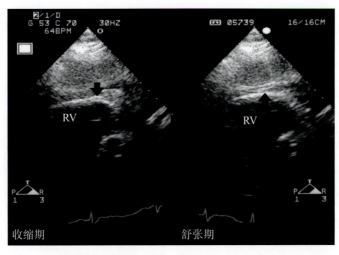

图 5-7-9　缩窄性心包炎：心包粘连征

心包增厚，右室游离壁与心包粘连。通常右室游离壁随心动周期横向（心尖部方向）滑行，与心包粘连时这种运动受限，受肝牵引表现为纵向方向滑行

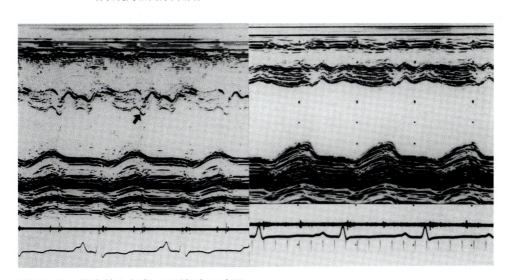

图 5-7-10　缩窄性心包炎：M 型超声心动图

可见室间隔切迹（notching）（箭头所指为左室舒张早期，心房收缩后）和心室后壁舒张期平坦。可反映两心室压力波形（dip and plateau）变化

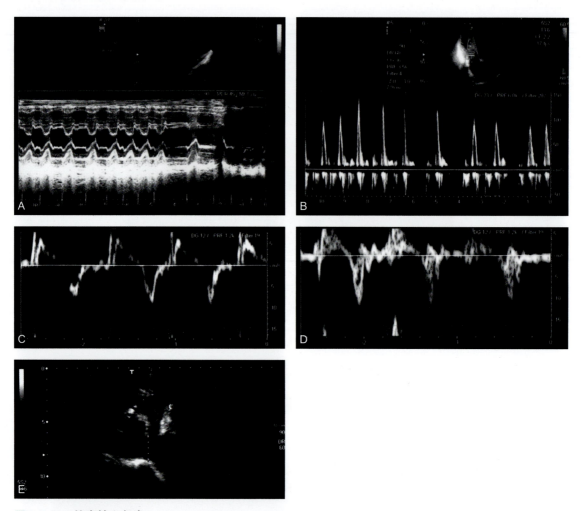

图 5-7-11　缩窄性心包炎

A.M 型超声心动图；B. 二尖瓣口血流速度波形（脉冲多普勒法）；C. 二尖瓣环运动速度波形（组织多普勒法）：侧壁侧；D. 二尖瓣环运动速度波形（组织多普勒法）：间隔侧；E. 二维切面超声：下腔静脉

室间隔移位不明显（A），但二尖瓣口血流速度随呼吸变化可见（呼气时增大）（B），下腔静脉扩张（E），二尖瓣环运动（室间隔侧）：E′ 速度 > 8cm/s，与其他部位相比速度增快，双相波形（C，D），以上所见可疑缩窄性心包炎。心房颤动病例，很难记录到室间隔移位及血流参数的呼吸性变化

表 5-7-5　缩窄性心包炎与限制型心肌病鉴别

	缩窄性心包炎	限制型心肌病
二尖瓣环运动（组织多普勒法）	瓣环（间隔侧）：与正常相比速度增加	减低
二尖瓣口血流随呼吸变化	E峰：下降时间 < 160ms	E峰：下降时间 < 160ms
	E峰：吸气比呼气速度增加25%以上	呼吸性波动消失
肝静脉血流	舒张期反向血流增加	吸气时舒张期反向血流增加

【心包缺如】

左侧心包缺如较为多见,右侧较少。心包对心脏保护情况及心脏随心动周期运动情况取左侧卧位较易观察。

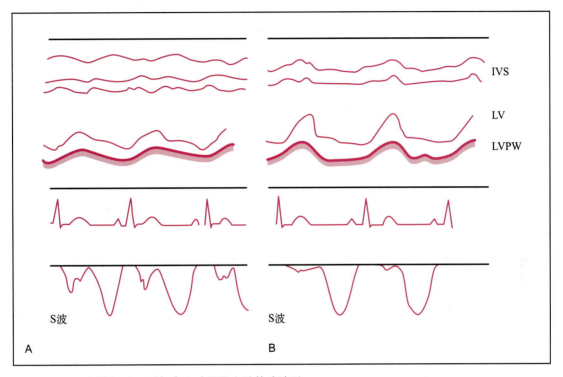

图 5-7-12 心包缺如时 M 型超声心动图及上腔静脉波形

A. 右侧卧位、仰卧位:M 型超声心动图(上)显示心室活动正常,上腔静脉血流(下)S 波、D 波可见;

B. 左侧卧位:M 型超声心动图(上)显示室间隔运动异常,左室后壁运动亢进,上腔静脉(下)血流 S 波消失后壁心包所在位置回声增强;与心包相连处肺全反射,弹性较高的肺与心脏的收缩一同移动

第八节 主动脉疾病

主动脉图像获取及测量

主动脉图像记录包括其走行、显示切面及部位,主动脉内径测量,判断有无主动脉瘤或主动脉瓣环扩大(表5-8-1)。

在扫查升主动脉-主动脉弓-降主动脉-腹主动脉时,应注意记录扫查部位是否有主动脉瘤或主动脉夹层等。主动脉血流(如腹主动脉)记录也很有必要(图5-8-1)。

从主动脉起始处,获取含有主动脉瓣环和主动脉窦的升主动脉长轴切面,在瓣环部、主动脉窦部和窦上方(窦管交接部)近端4个部位进行测量(图5-8-2)。

马方综合征主动脉瓣环扩大,主动脉窦随年龄增长会逐渐扩大,因此应注意主动脉瓣环上方是否有动脉夹层发生。

表 5-8-1　主动脉内径标准值

	升主动脉	主动脉弓	降主动脉	腹主动脉
正常值	4.0cm 以下	4.0cm 以下	4.0cm 以下	3.0cm 以下
手术适应证	5～6cm 或以上	5～6cm 或以上	5～6cm 或以上	4～5cm 或以上

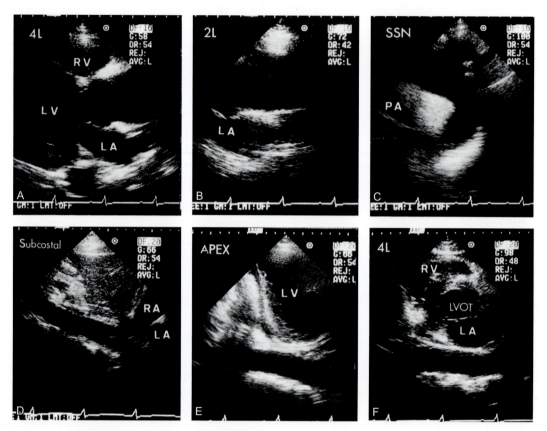

图 5-8-1　主动脉图像：记录切面及主动脉部位

　　A～B.胸骨左缘切面显示升主动脉；C.胸骨上窝切面显示主动脉弓；D.剑下切面显示腹主动脉；E～F.胸骨左缘切面显示降主动脉

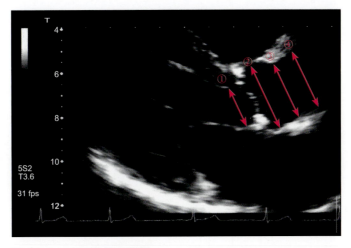

图 5-8-2　主动脉根部测量

二维超声升主动脉长轴切面显示主动脉瓣环及主动脉窦。瓣环处（①）、主动脉窦部（②）、窦上部（③）、升主动脉（④）4个部位内径测量。马方综合征主动脉瓣环扩大，主动脉窦随年龄增长增宽，因此必须注意检查动脉夹层情况

【主动脉夹层】

主动脉夹层是指动脉壁中膜水平剥离为两层，沿动脉走行方向表现为二腔状态，原来的腔称为真腔，夹层分离新产生的腔称为假腔。

主动脉夹层根据部位及范围，有 Standford 和 DeBakey 两种分类方法，与手术相适应的分类方法多采用 Standford 法（图5-8-3）。除形态外，假腔内有血流时说明假腔呈开放状态，假腔内血栓形成时则属假腔闭塞类型。主动脉内可见逆行血流时，应仔细观察主动脉环上方是否有动脉夹层发生（图5-8-4）。

超声心动图诊断要点包括撕脱的内膜，真腔及假腔的显示及内膜撕脱部位的确定等，另外，还要注意是否有并发症。

尤其是主动脉瓣是否合并反流、心包内有无积液、是否有心包压塞及主动脉主要分支（颈总动脉、冠状动脉）夹层进展情况等需加以注意。

经食管超声检查可以更加清晰地显示动脉壁的状态、撕脱内膜的情况。但仍有些部位的夹层无法显示（图5-8-5）。

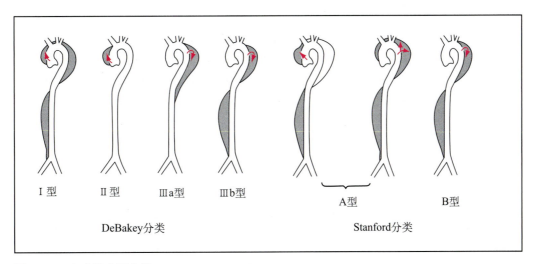

图 5-8-3　主动脉夹层分类

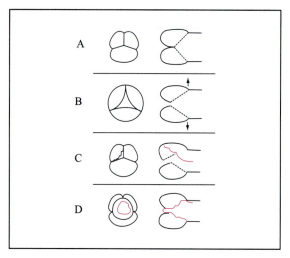

图 5-8-4　主动脉夹层主动脉瓣反流机制
　　A. 正常
　　B. 主动脉窦扩大：不仅瓣环扩大，主动脉窦部上方也扩大，瓣中间可见间隙，产生反流
　　C. 夹层止于主动脉根部，瓣尖脱垂
　　D. 撕脱的内膜堵在瓣口使其无法关闭，产生反流

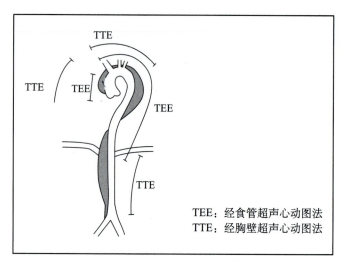

图 5-8-5　TEE 与 TTE 检查夹层可在部位的比较
　　主动脉壁情况及主动脉窦上方冠状动脉起始部位情况的判断，经食管超声检查优势较多

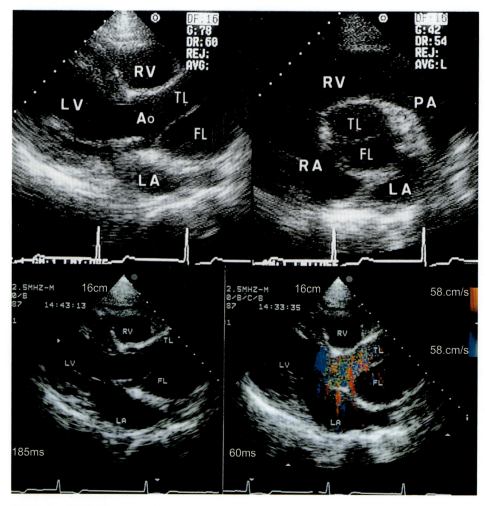

图 5-8-6　主动脉夹层
　　主动脉长轴及短轴切面显示撕脱的内膜。假腔及真腔内血流一目了然。本例患者瓣环以上内膜开始剥脱，冠状动脉起始部受外压，引起急性冠状动脉功能不全

第九节 心脏肿瘤

临床怀疑心脏肿瘤的情况较少，多数为超声检查时偶然发现，鉴别是伪像还是真正异常非常重要。非疾病性结构也较多见，很多时候需要经食管超声及CT造影、MRI等检查。

心脏肿瘤及肿物相关判定的指南中强调，需对病理意义较小的胎儿期残存物及先天性异常进行鉴别。因此，对心外正常结构的认识和理解非常重要（表5-9-1，表5-9-2，参见第4章 心内异物鉴别与伪像）。

表 5-9-1 鉴别顺序（心脏肿瘤及肿块：指南）

* 无明显病理意义的胎儿期残留结构与先天性异常鉴别
  希阿里网（Chiari network）
  下腔静脉瓣残留（欧氏瓣）
  冠状静脉瓣残留（Thebesian瓣）
  调节束
  左室假腱索
* 心腔内血栓的鉴别
* 肿瘤的鉴别

表 5-9-2 心脏内外正常与异常组织的鉴别

	正常组织	异常组织
右室	调节束，间隔肌束	
右房	下腔静脉瓣残留	
	冠状静脉瓣残留	
	希阿里网	
	心房间隔，三尖瓣环脂肪沉积（脂肪性肥厚）	下腔静脉血栓，肿物
	电极导管及中心静脉导管	导管附着血栓、肿物形成
左室	假腱索，肌束	
左房	冠状静脉窦，肺静脉开口	冠状静脉窦扩张
	下腔静脉	左上腔静脉残留（PLSVC）
	食管（裂孔疝）	瓣环部脓肿
	椎骨	左回旋支冠状动脉瘤
		心房附壁血栓，血肿（术后）
		异常分隔：三房心
		纵隔肿瘤
		浸润性恶性肿瘤

心脏肿瘤的种类和发生率

据报道，良性肿瘤与恶性肿瘤发生比例约1∶5。然而，虽然是良性肿瘤，但可合并血栓栓塞，恶性者导致瓣膜破坏较为多见。

心脏肿瘤较常见为黏液瘤，恶性肿瘤容易侵犯心肌、瓣环等（表5-9-3）。

表 5-9-3　成人原发性心脏肿瘤

* 良性肿瘤
  ① 黏液瘤
  ② 脂肪瘤
  ③ 乳头状纤维弹性瘤
* 恶性肿瘤
  ① 血管肉瘤
  ② 横纹肌肉瘤
  ③ 间皮瘤

【黏液瘤】

黏液瘤多起源于心房间隔卵圆窝及左房侧，可发生在心脏任何部位。有蒂者易活动，无蒂者一般无症状，偶然发现为多。与血栓鉴别，后者心腔内可见较多云雾状回声，抗凝药物使用后变化较大。经食管超声更能明确诊断。

超声图像显示肿物活动性好，较柔软。对于非常软，边缘不整者容易发生栓塞。

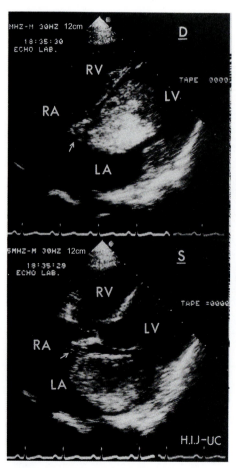
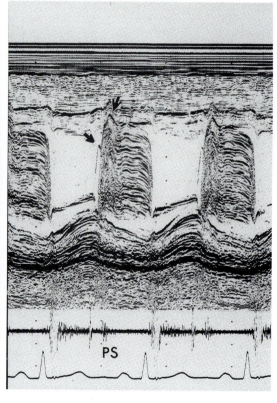

图 5-9-1　活动性左房黏液瘤

四腔切面显示心房间隔卵圆窝处有肿物附着。舒张期二尖瓣开放时脱入左室。M 型超声心动图显示舒张期肿物呈现多重回声。箭头所指处与肿瘤脱入产生的左室音（PS）相对应

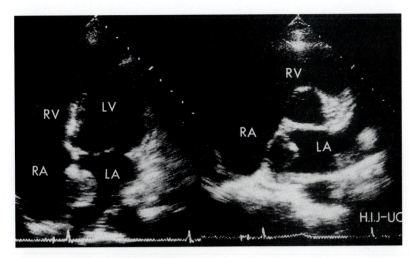

图5-9-2 非活动性左房黏液瘤
　　该类型肿瘤无活动性，患者无自觉症状，多为偶然发现。肿瘤在卵圆窝处附着。如没有全身性的或心源性的可引起血栓的疾病或者心腔内未见云雾状回声时，可与血栓鉴别

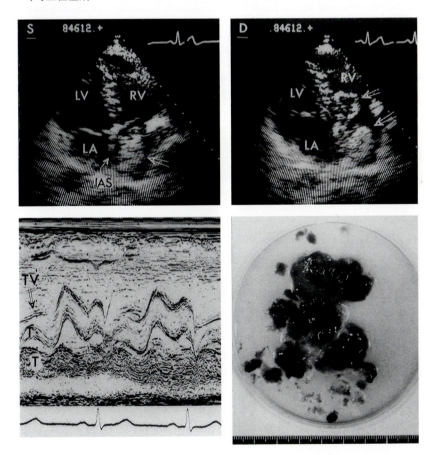

图5-9-3 纽带样黏液瘤
　　黏液瘤的一部分如蛙卵一样柔软，向右室内突入，下腔静脉、肝静脉无浸润，发生在房间隔中部右房侧

【乳头状纤维弹性瘤】

形态类似羊的牙齿，状如海胆，术后标本很有特点。多位于半月瓣的心室侧、房室瓣的心房侧。

需与主动脉瓣兰伯赘生物（成人尸体心脏瓣膜上细小乳头状突起物）、二尖瓣黏液样变性、赘生物等鉴别。经食管超声检查表现为很多丝带样状结构，海胆样形态者较多。

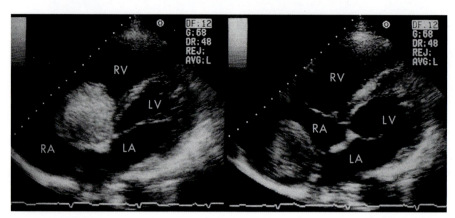

图 5-9-4　纤维瘤
实性肿瘤

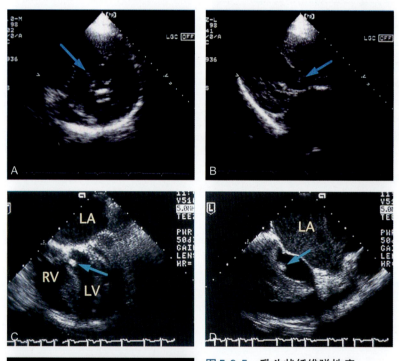

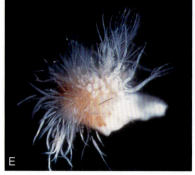

图 5-9-5　乳头状纤维弹性瘤
　　怀疑感染性心内膜炎前来进行超声检查，确定为心室内膜异常结构。经食管超声显示表面飘动着较细组织。手术证实为乳头状纤维弹性瘤。
　　A～B. 经胸超声心动图：左室壁内肿瘤附着。
　　C～D. 经食管超声心动图同样部位可见羊齿样结构。
　　E. 术后标本

【心外肿瘤】

肝、肺、食管原发性肿瘤，纵隔肿瘤等可浸润心脏。此时多有心包积液，由下腔静脉、肝静脉、肺静脉浸润到心房。可见心脏后方各种异常回声。应加大扫查深度观察周边脏器回声情况。

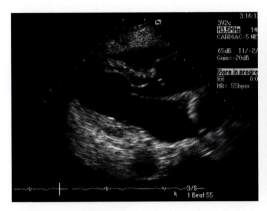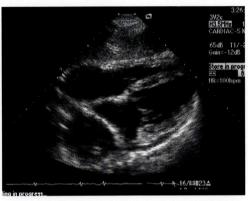

图5-9-6 支气管囊肿

健康体检发现左房扩大，左房内异常分隔。流入左房的肺静脉血流正常。左房内异常分隔增厚，可见无回声肿块压迫左房。胸部CT显示支气管囊肿，其内含水样类似胶冻样物质

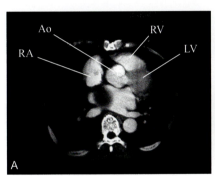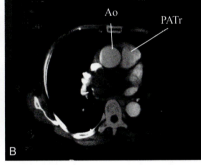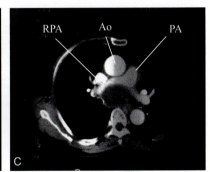

图5-9-7 胸部CT造影所见

A. 左房下部水平：肺静脉回流入左房，可见圆形肿瘤。
B. 肺门水平：造影显示圆形肿瘤占据左房。
C. 肺动脉分支水平：右肺动脉狭窄。该圆形肿物经造影及经食管超声检查显示其内为水样类似胶冻状物质。手术证实为支气管囊肿

第十节 术后评价

术后并发症及发病原因

心脏病术后会发生各种各样的并发症（图5-10-1，表5-10-1），也有由于手术技术造成的并发症。术后早期低心排血量综合征（心包压塞、凝血块所致心包压塞，心室中部狭窄，左室流出道狭窄等）及瓣膜反流造成的溶血，置换瓣所致心内膜炎等需及时确诊，尽早制订治疗方案。

瓣膜功能不全（狭窄、反流）多由瓣尖或瓣环周围肉芽肿、血栓形成或瓣尖自身组织变性等所致，多为慢性，其确切原因须进行经食管超声检查。

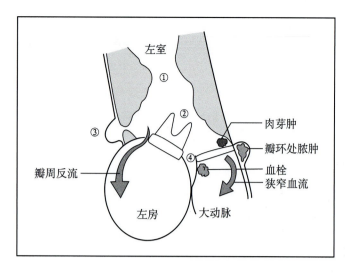

图 5-10-1　心脏手术后并发症

心脏术后并发症多种多样。应注意术后早期并发症。开胸手术伴发的并发症（心脏、心包压塞，低心排血量综合征等）及与手术操作相关联的瓣膜反流、溶血等并发症的原因需认真探寻。

①心室腔中部狭窄；
②流出道狭窄；
③假性室壁瘤；
④假性室壁瘤（二尖瓣-主动脉瓣瓣尖纤维膜，MAIVF）

表 5-10-1　心脏术后并发症

瓣膜反流	【瓣膜置换术】 血栓，肉芽肿形成，瓣尖组织变性（生物瓣） 瓣缘缝合不佳 【瓣膜成形术】 瓣尖断裂、破损，瓣环部连接部缝合不良
瓣膜狭窄	【瓣膜置换术】 血栓，肉芽肿形成，瓣尖组织变性（生物瓣） 【瓣膜成形术】 瓣环过度缩小
心室内狭窄	【左室中部狭窄】 主动脉置换瓣术后（主动脉瓣狭窄） 【左室流出道狭窄】 二尖瓣置换术后（生物瓣） 二尖瓣成形术后 主动脉瓣置换术（瓣下肉芽肿形成）
假性室壁瘤	瓣环部：二尖瓣置换术后 MAIVF：二尖瓣/主动脉瓣置换术后
心外病变	心包压塞、缩窄性心包炎，心外血肿
心腔内血栓	心腔内血栓
置换瓣后心内膜炎	瓣环部脓肿、赘生物等

【瓣膜病的术后评价】

瓣膜病术后，必须进行心脏功能、瓣膜功能的评价及并发症有无的判断，评估是否还需进一步手术（表 5-10-2）。

表 5-10-2　检查记录顺序

*需确定项目
- 手术时间，术前心脏疾病，手术方式，人工瓣种类、大小，前次检测所见

*心脏功能评价，容积评价
- 左室容积，心排血量，左室射血分数，左房容积，心肌重量，左室壁运动，肺动脉压估测，下腔静脉及肝静脉血流

*瓣膜功能评价
- 人工瓣运动评价
- 瓣膜支撑结构活动，瓣尖运动（开启），生物瓣器质性变化
- 瓣膜反流：部位（瓣膜，瓣周），反流严重程度
- 通过瓣口最大血流速度，最大及平均压差，压差减半时间（PHT）
- 瓣尖狭窄：人工瓣（主动脉瓣位）/流出道血流速度比或时间速度积分比

*心室内狭窄
- 心室中部，左室流出道，主动脉瓣下
- 肺静脉狭窄

*心外病变等
- 凝血块导致的心包压塞，心源性心包压塞，缩窄性心包炎，心腔内血栓，假性室壁瘤

① 心脏功能评价

心脏功能评价时，需对术式、人工瓣种类及大小、术前及之前的超声检查所见有所了解。尤其是慢性期出现的并发症的诊断，记录随时间变化情况非常重要。需测定术后 2～3 个月随访病例的基础值。左室射血能力评价，可通过 M 型超声或二维超声测量左室容积获得。

② 瓣膜功能评价

对人工瓣功能进行评价时，需了解人工瓣等异物在超声图像上产生的伪像（多重反射等）及人工瓣特有的生理性反流等知识（表 5-10-3）。之后进行瓣膜反流及狭窄有关的检查。

③ 并发症的诊断

术后早期表现出低心排血量时，应注意有无心包压塞、凝血块性的心包压塞及主动脉瓣置换术后的左室中部狭窄等，病情严重者需进行相应处理（表 5-10-3）。另外，可有与开胸手术同样的并发症——缩窄性心包炎。由于迟发型的并发症也较多，需充分考虑到，必要时进行心脏超声检查。

表 5-10-3　应检查项目及应观察内容

*二维切面超声法及 M 型超声法
- 瓣环附着处的状态：人工瓣，瓣环
- 人工瓣活动情况评价（同时采用 M 型超声法）
- 瓣尖的器质性变化：肥厚、钙化、裂开
- 寻找异常的附着物，异常结构
  - 血栓，肉芽肿，纤维蛋白丝，心内膜炎
  - 假性室壁瘤（瓣环处）
  - 心包积液，心包压塞，心包血肿
  - 心包粘连

*多普勒法
- 瓣口血流速度测量
  - 最大血流速度、平均压差，时间速度积分
  - 有效瓣口面积计算
- 异常血流检查
  - 瓣膜反流（生理性和病理性的鉴别）
  - 瓣膜性或瓣周性反流的鉴别
  - 反流部位判断
  - 瓣膜狭窄
  - 心室中部及左室流出道狭窄
- 异常分流

表 5-10-4　人工瓣置换后血流评价指标

主动脉瓣位

	最大血流速度（m/s）	平均压差（mmHg）	TVI：LVOT/AV
二叶瓣	2.5 ± 0.6	14.4 ± 7.7	0.41 ± 0.12
倾斜碟瓣	2.5 ± 0.6	13.9 ± 7.0	0.40 ± 0.10
生物瓣	2.4 ± 0.6	13.3 ± 6.1	0.44 ± 0.21

二尖瓣位

	最大血流速度（m/s）	平均压差（mmHg）	EVA（cm^2）
二叶瓣	1.6 ± 0.4	4.0 ± 1.8	3.0 ± 0.8
倾斜碟瓣	1.7 ± 0.3	4.1 ± 1.6	2.6 ± 0.6
生物瓣	1.6 ± 0.3	4.1 ± 1.5	2.3 ± 0.7

TVI：时间速度积分；EVA：有效瓣口面积

一、人工瓣种类及特征性表现

人工瓣膜的机械瓣和生物瓣差别较大，机械瓣的特征性表现明显（表 5-10-5、图 5-10-2、图 5-10-3）。

表 5-10-5　人工瓣种类

* 机械瓣
   A）碟瓣
      ① 二叶瓣（St. Jude Medical，Cardiomedics 等）
      ② 倾斜碟瓣（Bjork-Shiley 等）
   B）球瓣
* 生物瓣
   A）异种瓣
      猪主动脉瓣
      牛心脏瓣膜
   B）同种瓣
   C）自身组织瓣

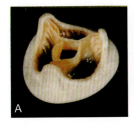 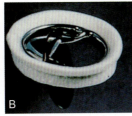 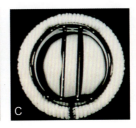 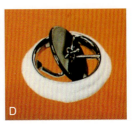

图 5-10-2　**人工瓣种类**

机械瓣和生物瓣，机械瓣二叶瓣血流位于中心，使用较广泛

A. 生物瓣；B. Bjork-Shiley 瓣（倾斜碟瓣）；C. St.Jude Medical 瓣（二叶瓣）；D. Medtronic Hall 瓣（倾斜碟瓣）

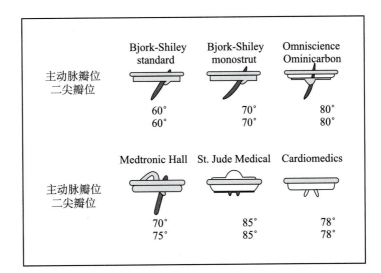

图 5-10-3　**人工瓣（机械瓣）的结构**

为了确保血流在正中心位置，开放角设置接近 90°

图中英文为不同种类置换瓣名称

1. **人工瓣的瓣叶活动** 二叶式机械瓣，位于下外侧位置的瓣叶活动较多。受R-R间期影响。R-R间期长时瓣叶会提早关闭；R-R间期短时，瓣叶可能会不关闭。尤其是心房颤动时常见，闭锁时咔嗒音减弱，甚至消失，因此应细致观察所记录的图像（图5-10-4）。

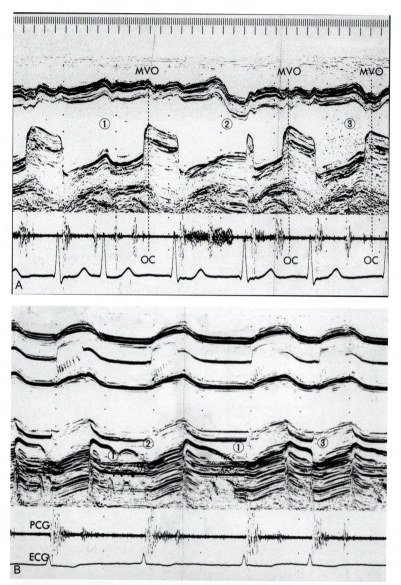

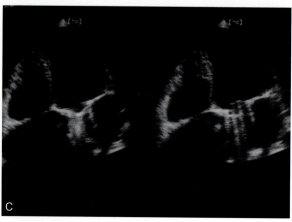

图5-10-4 瓣叶运动的观察（机械瓣：二尖瓣位）（M型超声）

二尖瓣位机械瓣置换术后，于心尖部切面、左室短轴切面等进行观察

A. 倾斜碟瓣：心房颤动，R-R间期短的心动周期，瓣叶不能完全开放（①）。二尖瓣开放（MVO）和开放时瓣音（OC）虽然同步，但在瓣叶开放不完全的那一次心动周期中，瓣叶开放延迟，可听到舒张期杂音（②）。③仍然考虑是瓣叶开放延迟

B. St.Jude Medical 瓣：后方瓣叶（瓣尖）的舒张早期关闭（①）和开放（②）。②是R-R间期较长的一次心跳。二叶瓣来说，外侧及下方位置的瓣叶当心房颤动 R-R 间期长或心率慢等可能提前关闭，关闭时的咔嗒音很响亮

2. **机械瓣反流（生理性）** 对于机械瓣可以有功能性或生理性反流。反流信号为层流，反流束长度和反流面积在主动脉瓣位多为1.5cm以下、1.0cm^{2}以下；二尖瓣瓣位2.5cm以下、2.0cm^{2}以下。生物瓣基本没有功能性反流，相比之下，有瓣尖回声不均一的情况。

3. **闪烁回声** 瓣膜置换后，左室内可见较高回声，组织谐波技术常容易检测出来。其原因是，空化效应导致微气泡生成。此空化效应可在机械瓣关闭时瓣叶关闭速度较快时引起，另外，人工瓣较大时容易发生。对于二尖瓣瓣位机械瓣，左房内的闪烁回声舒张期在左室内可以观察到（图5-10-5）。

4. **伪像与异物** 人工瓣尖或人工瓣环处强回声反射在横向方向上可以产生旁瓣伪像，纵向方向上产生多重反射，另外还有声影等，容易掩盖重要器质性病变和病理性反流（包含生物瓣）。

另外，由于反射现象导致异常血流显示时，采用脉冲波多普勒法通过记录血流速度及血流波形等进行鉴别。

瓣环周边的异物，可以是纤维带或者缝合线等；瓣支持结构（腱索、乳头肌等）的断端和瓣尖、瓣支持组织处附着的血栓、赘生物、脓肿等应注意观察鉴别，必要时记录所见到的图像。

基于以上所介绍的人工瓣特异性表现，在心尖长轴、四腔切面、左室短轴切面观察瓣叶的开闭运动和血流的方向是超声检查最基本要求（二尖瓣位）（图5-10-4）。最近，人工瓣膜设计尽可能地获得中心性血流。除自体组织瓣外，瓣膜常伴有轻度狭窄。根据瓣膜的种类和瓣的大小不同，主动脉瓣血流速度3.5m/s以上、二尖瓣流入道血流速度2.0m/s以上视为异常。

M型超声法评价机械瓣的瓣尖活动也很重要。

二、瓣膜反流评价

瓣膜反流信号容易受到瓣尖和瓣叶装置强回声反射影响，易低估。人工瓣特有的生理性反流也应注意观察。

瓣周漏从瓣周开始反流，多由人工瓣膜安装失败所致。大量反流或反流量激增容易引起心功能不全，即使少量也可以引起溶血性贫血。二尖瓣位人工瓣，在足部方向看4～6点、10～11点部位瓣膜反流容易发生，反流信号和反流部位会聚现象应引起注意（图5-10-6）。主动脉瓣位置还可见沿室间隔走行的瓣膜反流（图5-10-7）。瓣膜反流原因有机械瓣关闭不全、生物瓣组织变性（裂孔）等，可听到乐音样杂音（图5-10-8）。

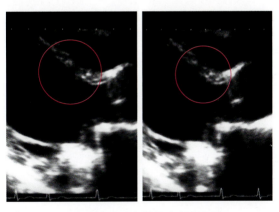

图5-10-5 机械瓣（二尖瓣位）闪烁回声

左室流出道舒张期可见闪烁回声。机械瓣关闭时左房内所见闪烁回声易被认为是异常回声

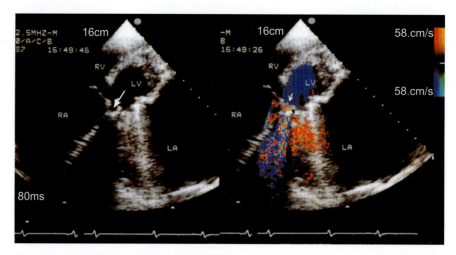

图 5-10-6　机械瓣（二尖瓣位）的瓣周漏

反流信号（"马赛克"血流）和反流部位一致，可见血流会聚现象（箭头）。瓣周部缝合不佳，从心尖部看，二尖瓣环 4～6 点、10～11 点处容易发生反流。声影及多重反射等导致人工瓣下方的反流信号被掩盖

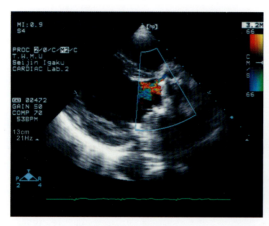 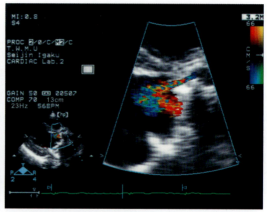

图 5-10-7　主动脉瓣周部反流

主动脉瓣瓣环反流需在主动脉长轴切面和主动脉短轴切面共同确认。该例患者瓣环运动未见明显异常，也没有溶血。主动脉和二尖瓣移行部位病变需经食管超声检查

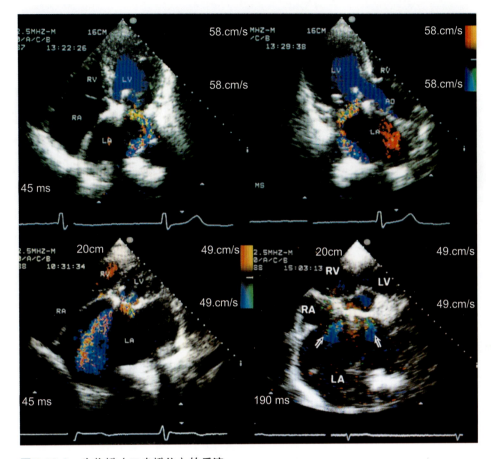

图 5-10-8　生物瓣（二尖瓣位）的反流
　　生物瓣组织破坏，发生瓣裂。反流来自人工瓣环的声影处，因此反流程度低估

三、瓣膜狭窄诊断

　　主动脉瓣血流速度 3.5m/s 以上，二尖瓣口血流速度 2.0m/s 以上时多考虑狭窄。应努力寻找其狭窄原因。尤其是二尖瓣口流入道血流 PHT 延长时，应进行经食管超声检查（图 5-10-9）。主动脉瓣位肉芽肿形成、二尖瓣位血栓形成时，应进行经食管超声检查，需认真观察瓣环和瓣尖部。比较少见的是主动脉瓣下左室流出道发生的肉芽肿，应多加注意。

　　主动脉瓣狭窄的判定，可采用左室流出道血流速度与主动脉瓣口最大血流速度比值、时间速度积分（TVI）比值，也可以利用人工瓣的有效瓣口面积等指标（表 5-10-6）。但是主动脉瓣口（人工瓣）的血流加速，根据此速度估算的 TVI 会明显增大（图 5-10-10）。

　　每个病例均需进行动态观察，而不能只取某一次的绝对值来判断狭窄。怀疑狭窄时，可换用经食管超声仔细检查。

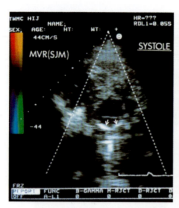
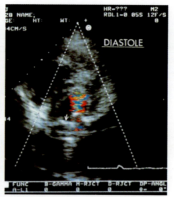
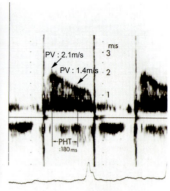

图 5-10-9　机械瓣（二尖瓣位）狭窄

瓣叶（内侧）开放受限（箭头所示），瓣口流入道血流加速（2.1m/s），PHT 延长（180ms）。经食管超声检查发现是肉芽肿形成导致狭窄

表 5-10-6　瓣膜（主动脉瓣位）狭窄判断标准

* 最大血流速度比
　　V（左室流出道）$/V_{AVR} = 0.35 \sim 0.50$
　　0.35 以下可疑狭窄
* 时间速度积分（TVI）比
　　0.20 以下可疑狭窄
* 有效瓣口面积（EVA）
　　连续波多普勒测量
　　EVA ＝ 左室流出道横截面积 × TVI（左室流出道）$/TVI_{AVR}$

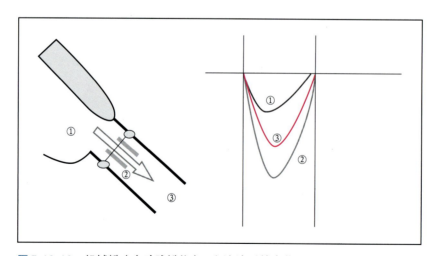

图 5-10-10　机械瓣（主动脉瓣位）：血流波形的变化

二叶瓣倾向狭窄时，瓣上（②）和主动脉内（③）血流速度不同导致压差（pressure recovery：压力复原）存在。瓣膜狭窄状态判断时，最大血流速度、时间速度积分、压差等均可以使用，但应考虑到压力复原的问题

四、瓣膜成形术后评价

瓣膜成形术后可出现反流、瓣环缝合不佳及左室流出道狭窄等（图 5-10-11）。术前左室内径正常者，室间隔张力较大、瓣尖黏液样变性术后左室流出道容易出现狭窄。另外，如果成形术前瓣环扩大不显著，成形术时切除瓣膜组织过多，导致瓣膜整体变小，也容易引起瓣膜狭窄。

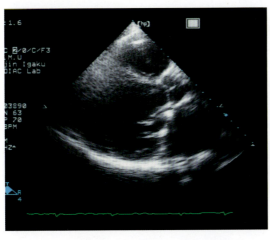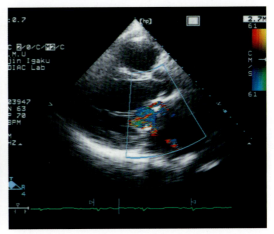

图 5-10-11 生物瓣（二尖瓣位）瓣环撕脱

功能性二尖瓣反流（扩张型心肌病），通过缩小瓣环来消除二尖瓣反流。瓣叶附着处连接不当导致二尖瓣反流再次发生。需加固瓣环部连接，并进行乳头肌附着处手术

五、左室内狭窄评价

当存在左室中部狭窄或左室流出道狭窄时，应考虑到可能是瓣膜手术的并发症。左室中部狭窄见于主动脉瓣狭窄后主动脉瓣置换术早期（图5-10-12），流出道狭窄是生物瓣（二尖瓣位）二尖瓣成形术后的并发症（图5-10-13）。应用彩色多普勒超声确认异常血流部位，多普勒法（脉冲和连续波多普勒）记录血流速度波形进一步验证。虽然少见，但应注意观察主动脉瓣下方肉芽肿。

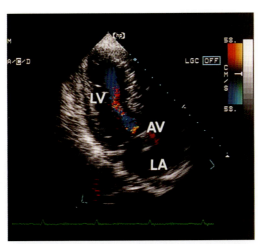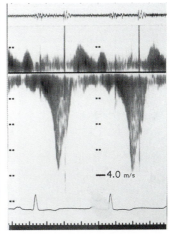

图 5-10-12 机械瓣（主动脉瓣位）心室中部狭窄

主动脉瓣狭窄实行主动脉瓣置换数周后，发现左室中部狭窄，心排血量减低。术前还有心肌肥厚，瓣膜狭窄解除后室壁运动亢进，左室中部狭窄，是术后早期出现低心排血量综合征的原因之一。慢性期此种情况继续，术前已存在的心肌肥大将加重

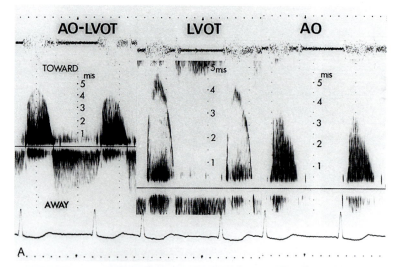

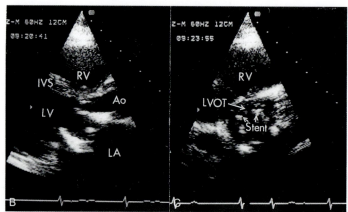

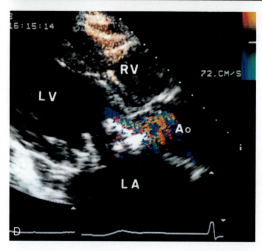
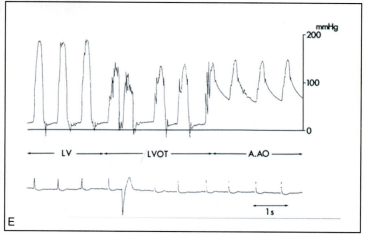

图 5-10-13 生物瓣（二尖瓣位）左室流出道狭窄

可见左室流出道血流呈"马赛克"样。采用高位肋间，应用连续波多普勒法、高脉冲重复频率法检测左室流出道—主动脉瓣—主动脉内血流。左室流出道处记录到 4.2m/s 高速血流，心导管法进一步明确左室流出道狭窄。生物瓣容易导致左室流出道狭窄，二尖瓣成形术后同样也可以见到左室流出道狭窄

A. 连续波多普勒法，高脉冲重复频率法记录的波形

B～C. 左室长轴和左室短轴切面

D～E. 彩色多普勒和心脏导管法所获压力曲线

六、缩窄性心包炎和心包血肿

据报道，心血管病医院术后缩窄性心包炎发生率明显增加。除瓣膜病外，其他开胸手术病例均可以引起。可根据二尖瓣流入道血流下降时间减低、血流速度随呼吸波动异常及二尖瓣环（间隔侧）运动异常等确诊（表5-10-7、图5-10-14）。

对于机械瓣（二尖瓣位），二尖瓣流入道血流速度随呼吸变化比较多见。但由于人工瓣装置二尖瓣环运动通常低下，导致诊断困难。如果能发现心包与心室壁粘连则有助于诊断。

心包血肿可见于许多部位，来自右房到右室的血凝块所致的心包压塞是严重的术后并发症，应十分注意（图5-10-15）。

表 5-10-7　缩窄性心包炎的诊断标准

*切面超声/M型超声
- 左室和左房比较，心室壁心外膜粘连，室间隔拉皮筋样运动

*脉冲波多普勒
- 二尖瓣流入道血流速度随呼吸波动，肝静脉血流速度随呼吸波动

*组织多普勒
- 二尖瓣瓣环部运动：间隔侧增大，高于其他部位

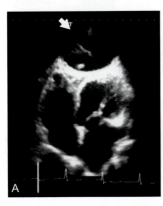 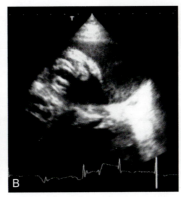 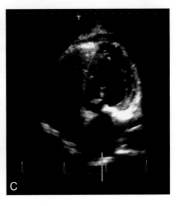

图5-10-14　心包血肿和缩窄性心包炎（从左室心尖部到心室前壁）

二尖瓣成形术后7年：左室心尖部可见凝血块（箭头所示）。组织多普勒检查确诊有异常（间隔侧E′：瓣环间隔侧E′：8.3cm/s＞瓣环后侧壁E′：5.6cm/s）。手术摘除凝血块，行心包剥脱术

A. 心尖四腔切面（术前）
B. 心尖部扩大（术前）
C. 心尖四腔切面（术后）

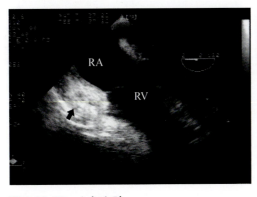 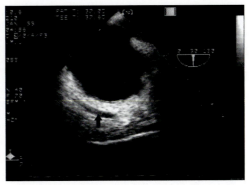

图5-10-15　心包血肿

右房、右室侧凝血块引起心包压塞表现者较多。围术期出现低心排血量综合征时，应牢记有无心包压塞可能

经胸超声检查无法做出判断时，应迅速进行经食管超声检查。箭头所示为心包血肿

七、假性室壁瘤和置换瓣性心内膜炎

术后二尖瓣瓣环周围可发生假性室壁瘤。

风湿性瓣膜病术后在二尖瓣后瓣瓣尖一侧发生假性室壁瘤较多见（图5-10-16）。瓣环的脓肿（置换瓣性心内膜炎）容易波及主动脉瓣和二尖瓣前瓣瓣尖移行处（二尖瓣-主动脉瓣纤维连接）。怀疑置换瓣性心内膜炎时，经食管超声检查是必需的（图5-10-17）。

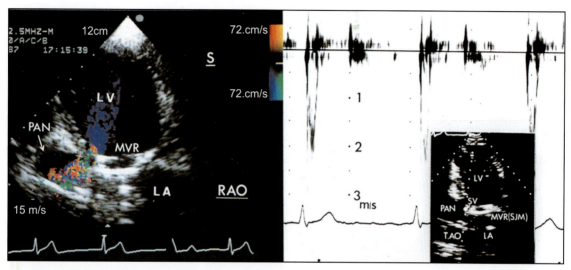

图5-10-16 假性室壁瘤（二尖瓣置换术后）

风湿性瓣膜病术后，在二尖瓣后瓣瓣尖一侧的假性室壁瘤较多见。超声心动图可记录到与左室的异常交通，假性室壁瘤（PAN）内可见血栓。本例患者置换瓣术后20年，不需再次手术，病程过程良好

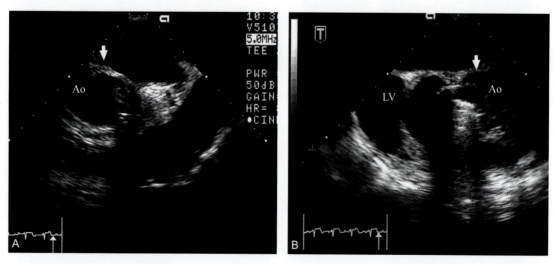

图5-10-17 置换瓣性心内膜炎

主动脉瓣环（人工瓣）附着处赘生物形成（箭头所示），经食管超声确诊。经食管超声是检查较柔软的赘生物所必需的。内科采用抗生素治疗，部分发生肾梗死者也有彻底治愈可能

A. 主动脉短轴切面；B. 主动脉长轴切面

【冠状动脉旁路移植评价】

冠状动脉旁路移植分为取患者的血管或者血管替代品两种形式，最近前者采用胸廓内动脉和胃网膜动脉较多（图 5-10-18）。

冠状动脉旁路移植的评价主要是评价移植血管吻合处情况，吻合处上方血流（移植血管），吻合处、吻合处下方血流（冠状动脉）的血流波形均需记录。

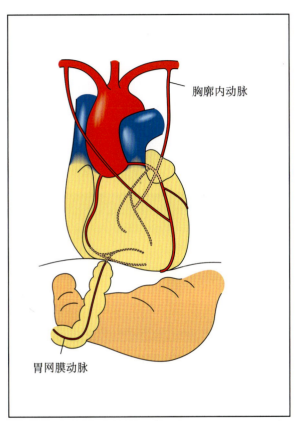
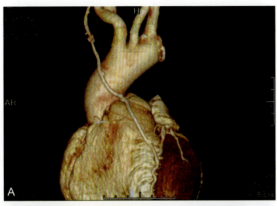
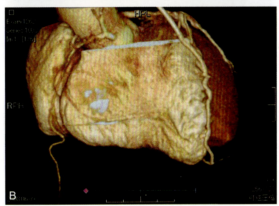

图 5-10-18　胸廓内动脉、胃网膜动脉旁路移植示意图
胃网膜动脉（GEA）主要用于右冠状动脉的旁路移植
A. 多层 CT 检查显示旁路移植情况（右胸廓内动脉与左前降支之间）
B. 多层 CT 检查显示旁路移植情况（胃网膜动脉与右冠状动脉之间）

一、图像记录方法

1. 胸廓内动脉旁路移植

① 从锁骨上窝记录：高频率超声（5～7.5MHz），凸阵探头。

彩色多普勒法血流速度标尺设置低于 20cm/s。从左锁骨上窝获得左锁骨下动脉短轴切面，该动脉向前下方的分支即为左胸廓内动脉。起始处近端收缩期血流为主（图 5-10-19）。

② 从前胸壁（胸骨左、右缘）记录：采用高频超声（5～7.5MHz），线阵探头。

胸廓内动脉移植血管血流速度波形从左锁骨下动脉起始处记录时以收缩期血流为主，吻合口近端舒张期血流为主。不同病例获取的血流波形其记录部位必须标明（图 5-10-20、图 5-10-21）。

③ 从心尖部左室长轴切面记录：采用高频超声（5～7.5MHz），凸阵探头。

确认吻合口上方、吻合处、吻合口下方（接受血液的冠脉）各部位，并分别记录血流波形（图 5-10-20）。

2. 胃网膜动脉旁路移植　高频率超声（5～7.5MHz），线阵探头。

将探头放置在右肋下进行扫查，采用彩色多普勒显示腹壁和肝之间走行的胃网膜动脉，向吻合口方向追踪，在移植血管近端取血流频谱,注意调整多普勒声束角度与移植血管平行(图5-10-22,图5-10-23)。

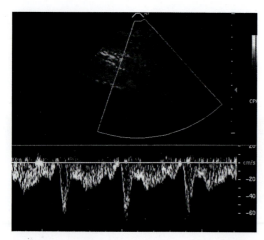
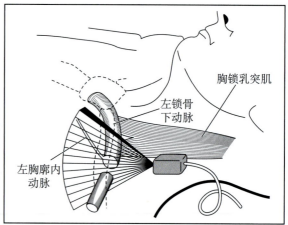

图5-10-19 胸廓内动脉移植血管血流记录部位(左锁骨上窝)
锁骨下动脉分支左胸廓内动脉示意图,脉冲多普勒记录其血流波形

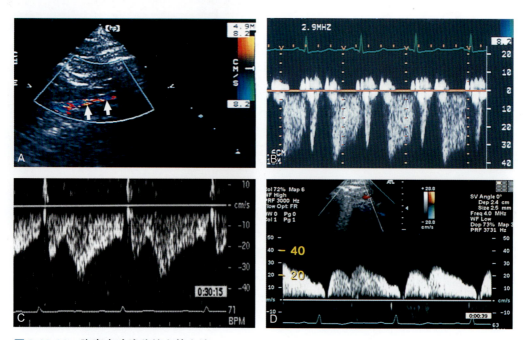

图5-10-20 胸廓内动脉移植血管血流
　　A.胸骨左缘显示胸廓内动脉,彩色多普勒法进一步确定该血管(箭头所示)
　　B.脉冲波多普勒记录胸廓内动脉血流波形(胸骨左缘近第三肋间)
　　C.吻合口前方血液波形
　　D.吻合口下方左前降支血流波形

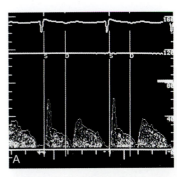 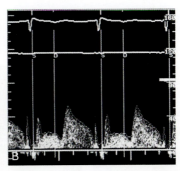 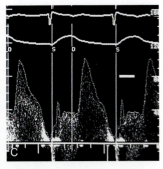

图 5-10-21　血流速度波形变化：起始处、中间部及吻合处上游血流

胸廓内动脉移植血管血流波形。胸廓内动脉起始处和吻合口前血流波形显示收缩期血流和舒张期血流不断变化。上述波形需在左锁骨上窝记录

A. 分支处；B. 中间部；C. 吻合口前

（舒张期 TVI）/（收缩期＋舒张期 TVI）为 0.48～0.68

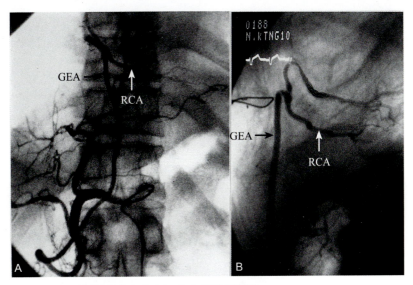

图 5-10-22　胃网膜动脉（GEA）血管造影图像

图中显示旁路移植用的胃网膜右动脉。通过肝前面，走向心脏侧

A. 正面观；B. 侧面观

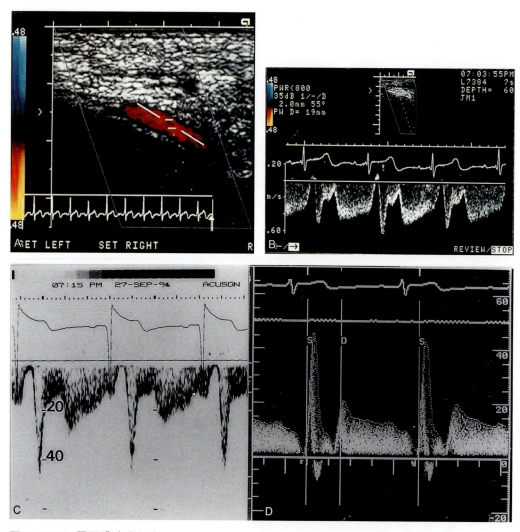

图5-10-23 胃网膜动脉血流

多普勒法记录血流波形与血流仪测得的波形非常相似（C，D）。（A）右肋下，寻找在腹壁和肝之间走行的胃网膜动脉，向心脏方向追踪。将声束与血流夹角调至最小，采用脉冲波多普勒法记录胃网膜动脉血流波形（B）。由此可以计算出收缩期和舒张期的血流速度波形的时间速度积分（TVI）

二、评价方法

分别计算收缩期和舒张期血流速度波形的时间速度积分（TVI），公式如下：

$$TVI（舒张期）/TVI（舒张期+收缩期）$$

估计狭窄程度（图5-10-24，图5-10-25）。

第 5 章 心脏各种疾病的超声表现

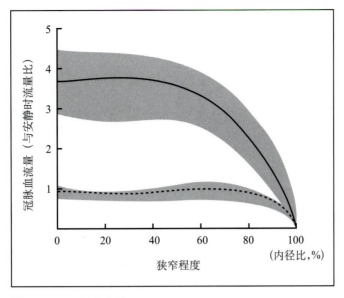

图 5-10-24 评价方法

狭窄程度超过 50%，冠脉血流量开始有减少。收缩期、舒张期血流速度波形的 TVI 可评价狭窄程度

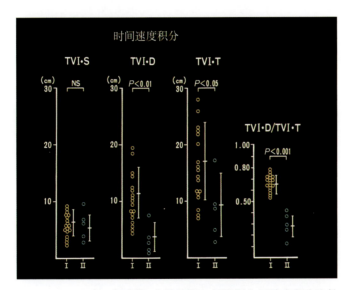

图 5-10-25 TVI：舒张期/（收缩期＋舒张期）及狭窄程度比较

Ⅰ：吻合处狭窄 75% 以下，Ⅱ：吻合处狭窄 75% 以上

根据 TVI·D（舒张期时间速度积分）可以推测狭窄与否。

TVI·T：舒张期/（收缩期＋舒张期）

【带瓣主动脉移植评价】

升主动脉扩张合并主动脉瓣反流患者，将实行带瓣血管移植手术。术式多样，但移植物与冠状动脉的缝合极其重要。缝合不良时可产生移植物周围血栓形成（假性动脉瘤）等严重并发症（图 5-10-26～图 5-10-28）。

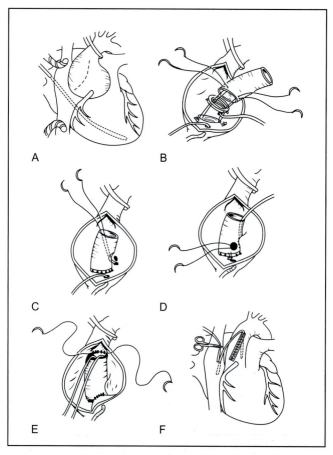

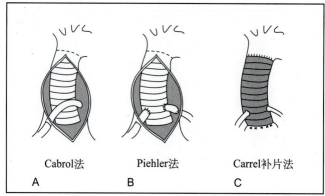

图5-10-26　升主动脉移植+主动脉瓣置换术式

主动脉瓣环扩大患者，升主动脉扩大加上主动脉瓣反流，需行主动脉瓣置换术和移植物（人工血管）置换术。将冠状动脉与移植物对接后缝合，采用自身的主动脉将移植物包绕。冠状动脉缝合处容易有漏，移植物周围多形成假性动脉瘤。有多种术式

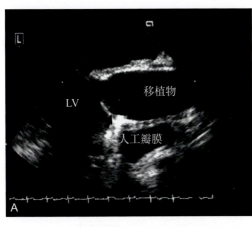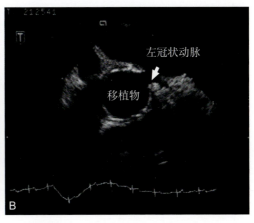

图 5-10-27　经食管超声检查主动脉瓣和人工血管（移植物）

手术即刻移植物周围常见无回声区，2 周后多消失。应重点观察冠状动脉血流和冠状动脉吻合部

A. 主动脉瓣和移植物（长轴切面）

B. 移植物短轴切面

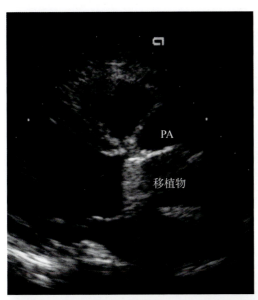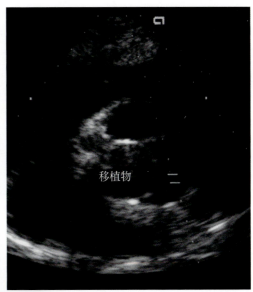

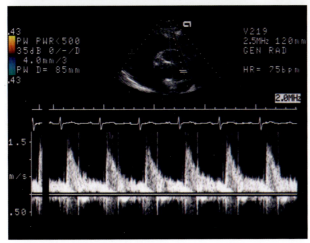

图 5-10-28　术后假性动脉瘤

移植物周围可见液性暗区（假性动脉瘤），显示此处血流波形。冠状动脉与移植物之间缝合不良，导致移植物周围假性动脉瘤形成